爱立方
Love cubic
育儿智慧分享者

这样做 0~5岁宝宝睡得好 妈妈睡得着

〔韩〕范银卿◎著　王　佳◎译

北京理工大学出版社
BEIJING INSTITUTE OF TECHNOLOGY PRESS

图书在版编目（CIP）数据

这样做，宝宝睡得好，妈妈睡得着 /（韩）范银卿著；王佳译. —北京：北京理工大学出版社，2015.7

ISBN 978-7-5640-9940-4

Ⅰ. ①这… Ⅱ. ①范… ②王… Ⅲ. ①婴幼儿—睡眠—基本知识 Ⅳ. ①R174

中国版本图书馆CIP数据核字（2014）第262529号

出版发行 / 北京理工大学出版社有限责任公司
社　　址 / 北京市海淀区中关村南大街 5 号
邮　　编 / 100081
电　　话 /（010）68914775（总编室）
82562903（教材售后服务热线）
68948351（其他图书服务热线）
网　　址 / http: //www.bitpress.com.cn
经　　销 / 全国各地新华书店
印　　刷 / 三河市金元印装有限公司
开　　本 / 700 毫米 × 1000 毫米　1/16
印　　张 / 14
字　　数 / 163千字
版　　次 / 2015年 7 月第 1 版　2015 年 7 月第 1 次印刷
定　　价 / 30.00元

责任编辑 / 王俊洁
文案编辑 / 王俊洁
责任校对 / 周瑞红
责任印制 / 边心超

图书出现印装质量问题，请拨打售后服务热线，本社负责调换

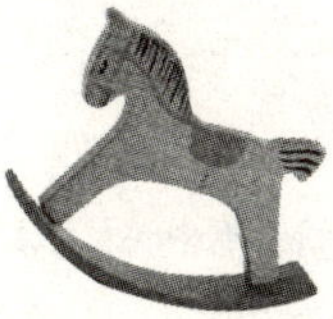

为了成为一名优秀的医生而一起苦恼的，为了成为好朋友而共同努力的……那些长期与我一起研究宝宝睡眠训练的“志同道合的朋友”们，如果不是你们一直帮助我、鼓励我，我不可能完成这本书。感谢清州首尔儿童医院李恩爱老师、著名幼儿青少年科李英淑老师、圣母LIM&LIM CLINIC任京心老师、QUEENSMEDI幼儿青少年科金美慧老师、南杨州韩和金联合幼儿青少年科韩恩熙老师、南杨州开朗宝宝幼儿青少年科郭贤珠老师、富川崔银卿幼儿青少年科崔恩京老师、大田莫泰幼儿青少年科全花英老师。

▶ 推荐词一

为了成为一名优秀的医生而不断努力的范银卿院长突然带来手稿，说想写一本书。可以说，这是为睡不好觉的宝宝准备的指南书。从上大学的时候开始，范院长就对宝宝和父母的情绪方面特别感兴趣。她专注的治学精神，促使她一直坚持到现在。范院长的硕士学士论文的内容，也是关于父母和宝宝的情绪问题的。

在日常生活中，没有什么比情绪稳定更重要了。情绪稳定，那么一切都稳定。心情好，自然会使生活充满活力。如果情绪不稳定，就无法安睡。同样，睡眠好才可以令人心情愉快。因此，正在成长的宝宝们一定要睡得甜蜜。

范院长在一线为患儿诊疗20余年，积累了丰富的有关宝宝睡眠问题的临床经验。本书犹如解开缠在一起的线团，详细、简单地介绍了如何解决宝宝睡眠这个困扰着妈妈们的问题。我敢说，这本书无论对刚开始育儿的新人，还是经验丰富的奶奶，都是一本不可多得的育儿指南。

“心睡了，身体才会睡。”我们可以在这本书中找到这句真理的简单化释义。

（前）大韩幼儿青少年科学会会长

黄泰珠

推荐词二

睡眠在我们的生活中占很大部分，是生命的重要领域。睡眠的质量相当于健康生命的晴雨表，睡眠为生命带来积极的影响。它可以恢复身体机能，保持身体健康，为身体和精神充电。尤其是小宝宝的睡眠，它不仅影响身体、认知、情绪发育，还影响大脑发育。这种影响不仅存在于学龄期和青少年期，也存在于成人期。因此，睡眠是一个需要重视的领域。

弗吉尼亚大学的保罗·苏拉特（Paul Suratt）博士说："睡眠障碍就像含铅的物质一样，对宝宝的智力有损伤。"据说，有睡眠问题的儿童，把白天学过的东西传到记忆存储区域的过程中，会受到阻碍。近年来，儿童睡眠门诊盛行，患有睡眠问题的宝宝正在急剧增加。很多妈妈错误地认为，宝宝们的睡眠问题会随着他们的成长逐渐消失。因此，宝宝的睡眠问题很难被提早发现，或早期介入。

范银卿老师是幼儿青少年科的医生，她通过自己的经验和与宝宝们接触，获得了巨大的能量和热情，从而创作出《这样做 宝宝睡得好 妈妈睡得着》。妈妈是养育宝宝成长过程中的主要力量，指导宝宝睡觉，妈妈会和宝宝一起度过许多时光，这本书为妈妈们提供了实践的指南。另外，很多妈妈以令宝宝形成健康的睡眠习惯、解决宝宝的睡眠问题为核心，而本书就可以给这些妈妈带来巨大帮助。本书详细介绍了日常生活中父母应该如何对待宝宝们的睡眠、应该如何介入宝宝们的睡眠等问题。它将成为所有家庭都要放在床边的优秀育儿指南书。

在美国，每年大约有150亿美元预算用于解决睡眠问题。本书详细提出指南，不仅可以节省将来国家为睡眠问题而支出的财政预算，也可以预防睡眠给宝宝们带来的智力低下、情绪不安、ADHD以及肥胖症等问题。非常期待本书成为应对宝宝睡眠问题的咨询专家。

忠北大学儿童福利学教授
金英喜

▶序言

哥哥家是双职工夫妇家庭，因此我的妈妈需要照顾他们的宝宝们。所以，直到结婚前，我一直和侄子们生活在一个房间里。从准备肚兜开始，到上幼儿园，我一直陪着大侄子，所以，他成了我的初恋。不久前，那个侄子结婚了，现在应该快有宝宝了吧！

最近，来诊疗室找我的妈妈们，几乎都跟我的侄子年龄相仿。我总是觉得，似乎是我的初恋侄子带着宝宝来找我了。那些妈妈们就像我的侄女一样，我偶尔会因为他们感到悲伤，偶尔也会觉得，她们为一点小事就不知所措的样子很可爱，不禁发笑。

作为幼儿青少年科医生，我接触过很多父母。通过与他们聊天，我想，对于初级妈妈们来说，她们最需要的帮助，不是了解可怕的疾病，而是解决宝宝的睡眠问题。有很多父母因为不知道如何养育孩子而感到疲惫，因为不知道如何哄孩子而感到辛苦。

“世界上，没有比宝宝更惹人爱的事物了。不过，望着睡熟的宝宝，才是妈妈们最幸福的时刻。”虽然没必要非得借用爱默生的话，不过，养育过宝宝的人都知道，养育一个到时间不睡觉、要赖的宝宝有多么辛苦。

睡眠是人类和动物共同且非常基本的需求。有人认为，人类的睡眠习惯是自然形成的，所以，有可能自然形成不良睡眠习惯。我不赞同这个观点。虽然，睡眠是如此基本的事情，但是，一旦出现问题，就会对身体和精神带来极大影响。

包括我在内，很多幼儿青少年科的医生们，对宝宝们的睡眠训练研究不过几年时间而已，期间，无论问谁，都会说解决宝宝的睡眠问题是个难题。市场上，的确有很多关于睡眠的书，不过，事实上，大家很难做到书中的内容。

直到现在，以首尔和京畿地区为中心，才出现了一两家睡眠诊所。不过，我认为，除了宝宝睡眠问题的几种特殊情况外，比起花高价钱进行检查，让养育孩子的人了解基本规则和充分保护宝宝的态度，更加重要。

在医院诊疗时提出问题的朋友们，在医院网站上提出问题的朋友们，以及在外出讲座时提出问题的朋友们，他们对睡眠的烦恼几乎是一样的。如果了解全部规则，或者在问题产生前进行训练并不难。真正难的是，出现问题后才想要纠正。

看着大家提出的问题，我能做出的回答很简单，且大多是相似的答案。我知道，对我来说，这些问题很简单，而对提出问题的大家来说，却是莫大的难题。有时候，大家又要照顾孩子，又要维持生计，导致自己过于疲劳，即使我讲了很多方法，大家也可能一个字都听不进去。

睡眠训练很重要，是问题产生之前需要做的事情。与其说睡眠可以自动形成，不如说那是一种学习过程。不要忘记，要实践预先准备的计划。如果说，一开始就有计划地进行睡眠训练，其过程相当于拼凑10块拼图，那么，纠正已经产生的睡眠问题，就相当于拼凑数千块拼图。

父母的诸多作用中，最重要的是让宝宝形成正确的习惯。如果将正确的习惯变成自己的一部分，即使不用艰难的努力，也可以一生保持健康的身体和精神。相反，如果使不正确的习惯成为自己的一部分，那么，为了纠正错误就需要付出特别艰难的努力。我们身边有很多人，无法克服错误的习惯，最后，丢掉了健康。

父母最应该培养宝宝的是正确的睡眠习惯。

本书为养育婴幼儿的父母讲述如何让宝宝睡得香，并为父母提供实际帮助。其对象主要针对养育新生儿至5岁宝宝的父母。根据每个家庭的情况不同，有些宝宝的睡眠问题比较大，有些宝宝的睡眠问题比较小。即使是一直睡得香的宝宝，也有可能在环境发生变化的情况下，突然产生睡眠问题。因此，我将尽可能全面地介绍所有情况。比如，母乳喂养对睡眠的影响，以及生病后或旅行回来后等情况下，宝宝的日常生活会与从前有所不同，从而可能引发睡眠问题。

希望我的知识和用心的讲述，可以对大家有所帮助。所有宝宝都一样，夜晚睡得香，白天才能发挥自己的能力，愉快地度过一整天。另外，我也希望父母养育一个开朗、健康的宝宝，尽情享受育儿的幸福。以后，我的侄子和我的孩子们也会结婚，组成家庭。如果他们因为我的书，能够幸福地养育孩子，那么，作为一名幼儿青少年科医生，没有什么比这个更有意义了。

范银卿

目录

CONTENTS

第1章 什么是睡眠

因宝宝每天睡不好、总是哭闹而感到疲惫 002

从基础常识，了解宝宝的睡眠 005

容易引起睡眠问题的9种情况 008

对于这类宝宝，父母要特别注意 012

我们家的宝宝也是睡眠不足吗 015

第2章 如果宝宝睡眠不足，会发生什么事情

宝宝的睡眠会对家庭产生什么影响 020

睡眠不足对身体有什么影响 022

睡眠对宝宝的情绪状态有影响吗 024

睡眠对宝宝大脑的发育影响大吗 026

睡眠不足对体重和睡眠习惯的影响 028

第3章 为什么会产生睡眠问题

一起来了解人类的睡眠阶段吧 032
宝宝们夜里总是醒来哭泣的原因是什么 034
了解宝宝们的睡眠结构 036

第4章 和形敏妈妈一起培养睡眠习惯

出生后6周前：只要宝宝睡觉，你就要睡觉 040
出生后6周：开始培养宝宝的睡眠习惯 043
4个月至1周岁：完成睡眠习惯的阶段 048
提前了解，有助于进行睡眠训练 053
成功训练正确的睡眠习惯需要了解的事项 063
周岁后：睡眠联想和正确的睡眠训练 068
2岁以后：需要纠正行为的年龄 077
学习写睡眠日记的方法 083

目录

CONTENTS

第5章 影响宝宝睡眠和健康的重要原因

什么是婴儿腹绞痛 088

什么是胃食管反流病 090

我们家的宝宝是猫头鹰型 093

什么是过渡对象（超级喜爱的物品） 095

安抚奶嘴对宝宝有好处吗 098

你知道婴儿猝死综合征吗 101

第6章 午觉和夜间睡眠一样重要

宝宝的午觉比成年人的午觉更重要 106

应该几点睡午觉 110

宝宝们每天应该睡几次午觉 112

请这样进行午觉训练 116

第7章 解答养育宝宝过程中最关心的问题

母乳喂养对睡眠有特殊影响吗 120
和宝宝一起睡比较好，还是分开睡比较好 128
现在是不是给宝宝带来了伤害 134
夫妻意见不合时，应该怎样做 139
如果宝宝哭，担心吵醒邻居，所以没办法训练他 142
写给有两个宝宝、备受煎熬的妈妈们 144
如何帮助因弟弟（妹妹）诞生而感到困惑的老大 148
无论怎么照着做，都无法让宝宝养成良好的睡眠习惯 154
如何解决突然出现的睡眠问题 156
写给放下宝宝、回归职场的妈妈们 162

第8章 看起来虽然琐碎，却必须知道的睡眠问题解决办法

我们家的宝宝经常打呼噜，呼吸声特别粗 168
我们家宝宝有梦游症和夜惊症 176

目录

CONTENTS

宝宝害怕一个人睡觉，经常做噩梦　181

睡觉时磨牙，经常翻身　186

到了晚上就哭着说腿疼，睡觉时不断移动下肢　188

因为生长痛，宝宝每晚都睡不好　190

第9章　父母也要睡得好

有没有产后抑郁症　194

妈妈睡不好也没关系吗　200

努力睡个好觉吧　202

第1章

什么是睡眠

因宝宝每天睡不好、总是哭闹而感到疲惫

英美小姐和炳镇先生本以为，只要结婚了，自己就会成为最幸福的人。现在，宝宝1周岁了，他们发现，原来生活就像一场战争。炳镇先生每晚睡在总是哭闹的宝宝身边，总是被宝宝吵醒，第二天早上，想起要处理的工作，立刻变得非常烦躁。因为宝宝，英美小姐几乎没睡过一个好觉，虽然现在在休产假，有精力整夜照顾宝宝，可是，想起自己无法正常睡觉，偶尔还是会抱怨。

宝宝从6个月开始，无论是白天还是晚上，睡觉前总是哭闹一阵子。一些育儿书籍和网站都认为，让宝宝吃奶入睡不是好习惯，并列出很多具体坏处。宝宝好不容易睡着了，可是，一把奶嘴拿下来，他就会立刻醒来哭闹。整夜不断反复这个过程，不知道英美小姐和炳镇先生到底是不是真的睡过觉。

昨天晚上，两个人之间的战争终于爆发了。炳镇先生第二天一大

早有个重要的会议，因此比较敏感，宝宝使自己无法睡觉，他终于忍不住发火了。英美小姐很担心总是哭闹的宝宝，带宝宝去医院后，医生认为宝宝没有生病，而是睡眠不足，建议英美小姐多哄一哄。英美小姐听了这些令人郁闷的话，加上老公发火，自己也爆发了。

只要睡得好就会笑眯眯的可爱宝宝，为什么会这样呢？英美小姐和炳镇先生到底应该怎样做，才能改变这个现状呢？

结婚前，我也认为婚后组建自己的家庭非常幸福。不过，说实话，宝宝出生后，幸福的时光少之又少，而想大声发泄的时间越来越多了。两个孤单的人见面后，认为组建家庭就会幸福。当一个家庭变成三四口人时，实际上是人生的重大危机之一，需要很多努力才能克服。

像英美小姐和炳镇先生这样，不睡觉照顾哭闹的孩子，是大多数家庭面临的第一个危机。妈妈一脸疲惫地抱着宝宝时，如果有人看着妈妈怀里的宝宝，先说“宝宝真漂亮，真可爱”，那么，她十有八九是没有亲自养育过宝宝的人。如果真的是生过宝宝、养育过宝宝的人，看到这种场景，大多会先问妈妈“宝宝睡得好吗？”

一句简单的话浓缩了很多意思。饿肚子的时代，人们见面会问：“吃饭了吗？”这句话蕴含着相互关心的意思，是在询问对方的近况。同样，询问宝宝是否睡得好，不仅是在担心宝宝的健康状态，也是在关心养育宝宝的人是否太过辛苦。

大家身边一定也有像英美小姐一样经常诉苦的人。或许，英美小姐就是各位的影子呢！

宝宝是否睡得好、是否闹觉，对养育宝宝的人来说，真的是大问题。哄宝宝入睡时像打仗一样，而且每晚都要起来照顾哭闹的宝宝很多次。养育宝宝这件事，从身体方面讲，它令人筋疲力尽；从精神方面讲，它令人情绪低至谷底。可以说，养育宝宝是精神劳动和体力劳动的结合。

宝宝们的睡眠不仅对宝宝自身有很大影响，对父母的影响也很大。世界上任何一个地方，宝宝的睡眠问题都是大部分父母的烦恼之一。

根据全世界父母共同烦恼的调查资料显示，疾病、吃饭问题、行为问题、身体障碍以及睡眠问题位居前五位。就是说，父母养育宝宝的过程中，比起语言发育和排便习惯，睡眠问题才是更大的问题。

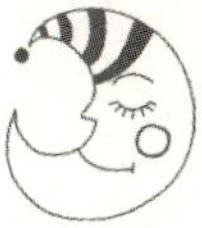

从基础常识，了解宝宝的睡眠

阅读正文前，先思考一下吧！

找出下列关于宝宝的睡眠叙述错误的几项。

1.宝宝睡得不好就会哭闹。

2.宝宝犯困的时候，必然会感到非常心烦，因此，闹觉不算问题。

3.睡眠不足会损伤大脑。

4.睡眠不足会引起肥胖。

5.经常换床和睡得好不好没有关系。

6.吃母乳的宝宝出现睡眠问题的概率非常少。

7.睡午觉的宝宝晚上不睡觉。

8.宝宝们有自己的睡眠结构，因此，比成年人醒的次数多。

9.是否睡得好是天生的体质问题，因此，无法通过训练改变。

10.睡眠训练最迟要从6个月开始。

11.必须把特定的物品放在身边才能入睡的习惯，不是好习惯。

12.宝宝们含着乳头或奶瓶睡觉的话，整夜都睡得香。

13.累了自然就会睡午觉，因此，没必要进行特别训练。

14.睡觉打呼噜是遗传的，没必要治疗。

15.不是睡得越多，个子就越高。

16.宝宝醒来哭闹时，为了不让他的心灵受到伤害，要迅速地把他抱起来。

17.宝宝们的睡眠习惯对父母的睡眠习惯没什么影响。

18.与成年人比较，有睡眠问题的宝宝非常少。

正确答案：2，5，6，7，9，10，11，12，13，14，15，16，17，18

任何人到了特定时间都会感到困，那就意味着到了应该睡觉的时间。睡觉对人类和动物一样，没有任何差别。换句话说，睡觉是我们的本能。

“人类为什么需要睡觉？”

如果你听到这个问题，可能会感到迷茫。睡觉是再正常不过的行为了，如果硬要给睡眠一个理由，那么，也许只是一些含糊的理由。比如说，睡觉是为自己充电以及休息的重要性等。

事实上，几乎没有人准确地知道，为什么要睡觉？睡觉有多重要？连医生也是最近才开始研究睡眠的重要性。

关于睡眠，我们知道一个重要的事实，就是有睡眠问题的人比想象的多。约25%的成年人都有失眠症，或阻塞性睡眠呼吸暂停综合征等睡眠问题或相关问题。那么，宝宝们又如何呢？宝宝们的睡眠问题比成年人的多，还是少呢？

宝宝们与成年人一样，存在很多睡眠问题。像阻塞性睡眠呼吸暂停综合征这种大问题，虽然看起来没什么，其实并不是单纯的坏习惯，而是一种睡眠问题。

宝宝们常见的睡眠问题是，困的时候无法自己入睡，夜里总是醒来哭闹。

为了帮助宝宝养成良好的睡眠习惯，父母必须了解另一个重要的事实。那就是，虽然人类不用学就会睡觉，但是，良好的睡眠习惯却不是与生俱来的。良好的睡眠习惯是通过学习而掌握的行为，负责这项学习的人就是父母。

¤父母帮助宝宝养成良好的睡眠习惯

目前为止，韩国的睡眠研究算不上世界领先级的，不过，根据美国睡眠学会的近期报告显示，25%～30%的宝宝有睡眠问题。即使不能叫做问题，也足有75%的父母希望纠正宝宝的睡眠习惯。

当然，决定宝宝是否入睡快的最重要因素是宝宝的体质，有些宝宝天生就睡眠很好。不过，父母的影响和作用也同样重要。有些父母可能会在无意识的情况下，促使宝宝形成不良的睡眠习惯。的确，有些宝宝不受父母影响，无论父母怎样做，都可以自己睡觉。不过，因为有很多父母无意识地使宝宝养成了不良的睡眠习惯，所以，不仅使宝宝感到疲惫，也让父母倍受煎熬。

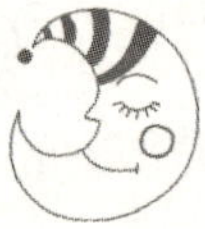

容易引起睡眠问题的9种情况

宝宝不易入睡的理由有很多。也许，大家也经历着下列情况吧？

下列可能引起睡眠问题的情况中，哪种情况符合你的宝宝呢？

- 第一个宝宝
- 生病的宝宝
- 父母和宝宝一起睡觉
- 母乳喂养
- 经历家庭情况的变化或有生病的兄弟
- 新的发育阶段
- 不良习惯：抱着宝宝，直到他睡着
- 家庭成员多

1）第一个宝宝

养育第一个宝宝的父母，因为不知道自己做得好不好、对不对，所以，常常为一些小事感到不安。因宝宝平日哭泣而感到不安的妈妈，丢失了父母养育态度中最重要的素养，即一贯性。丢失一贯性的养育，可能会让宝宝形成多种不良的生活习惯，尤其可能引起宝宝的睡眠问题。

2）生病的孩子

患婴儿腹绞痛或中耳炎的宝宝，肯定会经常在夜里醒来。父母担心生病的宝宝，只要宝宝醒了，就会把他抱起来。这样做，会增加宝宝养成不良睡眠习惯的可能性。在患有胃食管反流病的情况下，如果让宝宝躺着，会使他继续呕出酸水，导致宝宝难以入睡，严重者会引起夜间睡眠困难。另外，患哮喘病或有过敏性鼻炎的宝宝，他们会因呼吸困难而很难进入深度睡眠。即使没有疾病，宝宝到了6个月左右、开始长牙的时候，也会因为牙床不舒服而经常醒来哭闹。

3）和宝宝在一个房间里睡觉

和父母一起睡觉的宝宝，可能会因为父母的移动或声音惊醒。如果宝宝醒了，父母不去管他，宝宝就会自己再次入睡。如果父母做出过度反应，就会破坏宝宝的睡眠习惯。

4）母乳喂养

一边睡一边吃或叼着奶嘴睡觉，这样的习惯很容易被养成。这种习惯有碍宝宝的深度睡眠。吃母乳的宝宝相比吃奶粉的宝宝，其睡眠问题发生的概率高两倍以上。

5）有生病的兄弟

如果花心思照顾身体不好的宝宝，就没有时间训练健康宝宝的生活习惯了。因此，很难培养宝宝的正确睡眠习惯。

6）家庭情况的变化

旅行归来或家里有患者的情况下，宝宝的睡眠习惯就会遭到破坏。此时，需要努力纠正宝宝的睡眠习惯。

7）发育阶段

即使睡觉，宝宝也会继续练习翻身、爬、起身、坐下等重要的身体发育内容。在自己不知情的状态下练习，如果姿势不舒服，自然会醒来哭泣。此时，父母如果不理智对待，良好的睡眠习惯也会被破坏。

8）抱着宝宝，直到他熟睡为止

妈妈一直抱着宝宝，直到他熟睡后再把他轻轻地放在床上。如果这么做，宝宝每次醒来，都会要求妈妈抱着他，只有抱着他，他才可以再次入睡。虽然在第4章“和形敏妈妈一起培养睡眠习惯”中会详细介绍，不过，现在我也要说，最好把没有完全睡着的宝宝放下，培养他躺着自己入睡的习惯。

9）大家庭

生活在大家庭里的宝宝有很多优点。不仅有助于其社会性的发展，遇到危机情况的时候，也会有很多人伸出援助之手。但是，如果在狭窄的空间里生活着很多人，喧闹的生活环境会使宝宝很难入睡或经常醒来。事实证明，有一两个孩子的小家庭中，全职妈妈很容易进行睡眠训练。也就是说，如果宝宝生活在大家庭里，要培养他的睡眠习惯，需要付出更多努力。

对于这类宝宝，父母要特别注意

大家想要什么样的宝宝呢？因为眼睛小而感到自卑的人，肯定想要一个双眼皮的宝宝；希望学习好的人，肯定想要一个头脑聪明的宝宝；曾经梦想成为一名优秀运动员的人，肯定想要一个运动神经发达的宝宝。不过，养育过第一个宝宝的妈妈，肯定会祈祷生一个好好睡觉的老二。睡眠受多方面影响，而先天的因素也非常重要。

对宝宝睡眠影响的众多因素中，最先考虑的事项如下。

第一，每个人的充足睡眠时间都不一样。韩国人是世界上睡眠较少的群体之一。韩国青少年的学习时间，与国际睡眠学会建议的睡眠时间相差甚远，全世界的成年人都为之惊叹。“韩菲也（한비야）”环游全世界，又有一份好工作，她是韩国青少年的榜样。不过，大家知道吗？据说，她两天才睡一次觉。我非常清楚充足的睡眠时间有多重要，听到这个消息时，连我都对“恰当的睡眠时间”产生了疑问。

对不同的人来说，充足的睡眠时间也有所不同。睡眠不足时，每个人产生的问题并不是一样的。就是说，如果一个人的睡眠时间比其他人少，只要他没有出现因睡眠不足引起的症状，就没必要硬要说他有睡眠问题。

第二，由于天生的体质不同，有的宝宝睡得好，也有的宝宝不仅入睡难，即使入睡了，也很容易醒。

第三，存在发育障碍的宝宝们或存在注意力问题、行动问题的宝宝们，对父母来说，培养这类宝宝的睡眠习惯非常棘手。也就是说，养育存在注意力问题和行动问题的宝宝时，父母要付出更多努力，才能培养宝宝正确的睡眠习惯。

第四，父母给宝宝的睡眠带来的影响与宝宝自身的因素同样重要。在被放任不管的环境下长大的宝宝与在父母的权威下长大的宝宝，其睡眠习惯不可能相同。明确界限、保持一贯性的父母能够拥有一个睡眠习惯良好的宝宝。

另外，压力指数和疲劳度等父母的精神状态和身体健康，也对宝宝有重要影响。疲劳、身体不健康的父母很可能用临时解决办法应付宝宝，这种育儿方式不可能使宝宝养成良好的睡眠习惯。

在父母的因素中，最重要的是父母自身的睡眠习惯。有名言说，想培养一个优秀的宝宝，父母要以身作则。培养孩子的睡眠习惯，也需要父母以身作则。

尚宇两岁了，每晚哭闹不睡觉，这让尚宇的妈妈非常痛苦。尚宇家每次来医院，几乎都是在夜间诊疗快要结束的时候——10点钟左右。那个时间，我即使不靠咖啡的支持，也能逐渐消除困意，尚宇就像在大白天一样，生龙活虎地来到医院。

尚宇家经常到了很晚都不睡觉，一直保持晚睡的生活模式。尚宇为了多和爸爸、妈妈在一起，必然会不想睡觉。

如果父母要做的事情很多，无法早睡，建议先陪宝宝躺在床上，等宝宝熟睡了以后，再起来做自己的事情。

要保持值得传承下去的生活模式，家庭的生活模式像优质的遗传因子一样重要。如果想让宝宝养成良好的睡眠习惯，希望父母先以身作则，坚持早睡。

影响宝宝睡眠的因素

- 充足的睡眠时间存在个人差异
- 宝宝的天生体质
- 存在发育障碍、注意力和行为问题的情况
- 父母的身体和精神的疲劳度
- 父母的养育态度
- 父母的睡眠习惯

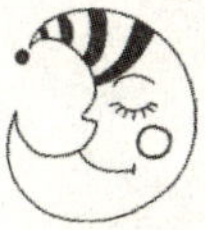

我们家的宝宝
也是睡眠不足吗

大家很好奇宝宝们睡多久才算充足吧？睡眠量充足的睡眠是指睡眠量可以使宝宝在醒着的期间最大限度地发挥自己的能量。

每个人需要的睡眠量和深度睡眠时间稍有不同。2～5岁的宝宝们，他们的平均睡眠时间和醒着的时间相同。比他们更小的宝宝们的睡眠时间则更多。睡眠时间随着宝宝不断成长而减少。

¤ 发现睡眠问题的方法

按照下面这样做，大家可以轻松地发现，自己和宝宝是否存在睡眠问题。

你的宝宝也这样吗？——10个睡眠测试

1.闹觉（指一岁左右的孩子睡觉前总是又哭又闹地“折磨人”）的情况严重，需要花费很长时间才能入睡。

2.早上起不来。

3.白天经常犯困，甚至影响到正常生活。

4.经常醒，起床时间不规律。

5.睡觉期间经常移动。

6.比同龄宝宝的睡眠时间少很多。

7.睡觉时，呼吸声粗或者经常打呼噜。

8.睡觉时，因为呼吸困难而翻身，打呼噜严重。

9.偶尔发现宝宝像暂时停止呼吸了一样。

10.很容易心烦，难以应对。

上面的测试里有符合你的宝宝的情况吗？想了解睡眠问题，有个简单的提问法，即“BEARS”（取自《A Clinical Guide to Pediatric Sleep》）。虽然是一些既简单又理所当然的提问，不过，回答一下，你就会找到宝宝的睡眠问题是什么了。

B（Bedtime problem）：晚上入睡困难吗？

大家总以为，闹觉是那个年龄的宝宝必经的过程。其实不是！闹觉是因为无法轻易地、安稳地入睡而引起的睡眠问题。

E（Excessive daytime sleepiness）：白天容易犯困吗？

A（Awakening during night）：晚上睡觉时经常醒吗？

R（Regularity and duration of sleep）：睡觉和起床有规律吗？睡眠时间基本一致吗？

S（Snoring）：宝宝晚上睡觉时，会打呼噜或者突然没有呼吸声吗？是不是张着嘴睡觉？

如果宝宝患有腺样体肥大、鼻窦炎、鼻炎等疾病，睡觉的时候就会打呼噜，或者突然没有呼吸声，这些都会导致宝宝无法进入深度睡眠。因此，当父母发现宝宝出现睡眠不足的症状时，要检查是否患有腺样体肥大、鼻窦炎、鼻炎等疾病。

早上起床不费力，用轻松的心情睁开眼睛，就意味着我们睡好了。相反，如果宝宝们醒来后不断哭闹，就意味着他们没有睡好。如果你的宝宝在安静或无聊的情况下，总是胡搅蛮缠，那就是说，他存在睡眠不足的问题。如果宝宝一坐车就睡觉，那么，他存在睡眠不足的可能性也很大。

这里，我们有一个注意事项。成年人在睡眠不足的情况下，我们可以看到打哈欠或打瞌睡等现象，而宝宝们会用其他行为表现出来。

睡眠不足的宝宝们不仅容易在白天犯困，也很难控制自己的情绪，容易发火或过度兴奋，还会做出过激行为。

如果平时很难了解到宝宝的睡眠时间是否充足，那么，可以充分利用假期或连休时间了解。连续几天不要叫醒宝宝，让宝宝睡到自然醒，对比自然醒的宝宝和平时被叫醒的宝宝的情绪状态，如果宝宝起床后比平时更开心，那么，我们就可以判断，宝宝之前处于睡眠不足状态。

¤睡眠问题的其他症状

下面的问题也可能是睡眠不足引起的。虽然睡眠不足不是直接原因，却可以成为问题的恶化原因。因此，如果存在下面的问题，一定要检查宝宝的睡眠时间和睡眠质量。

① 有梦游症现象。

② 晚上睡觉时，脑袋晃动，或者将头部顶在墙壁上。

③ 每晚睡觉时，都说腿疼。

④ 睡觉时，周期性地蜷腿。

⑤ 睡觉时，过于好动。

⑥ 需要很长时间才能入睡。

⑦ 即使睡很久，还是起床困难。

⑧ 宝宝白天过度哭闹，特别容易产生挫败感或易怒、过度兴奋等情绪，难以控制。

第2章

如果宝宝睡眠不足，会发生什么事情

宝宝的睡眠会对家庭产生什么影响

如果宝宝睡不好觉，最累的人是谁呢？对，最累的人是爸爸和妈妈。成为父母后，虽然比任何人都爱自己的宝宝，不过，宝宝温顺地睡觉时，才是最可爱的。

爸爸、妈妈睡眠不足，不只会使他们感到疲惫，还会给他们带来更严重的后果。长时间处于睡眠不足的状态，容易引发抑郁症。陷入抑郁的人，会努力维护良好的夫妻关系吗？会尽力养育宝宝吗？

睡眠不足，不仅会使爸爸和妈妈之间的关系变坏，还会打消妈妈心中想要尽力育儿的想法。如果因为宝宝而长期睡眠不足，那么，妈妈的体力和精力就会干涸，导致妈妈放弃爱，无法与宝宝之间形成良好的依附[1]。最后，妈妈会因为没有做一个好妈妈，而产生负罪感，而且，这种感觉会不断增强。这种依附只要形成，就会伴随一生，不适当的依附会使两颗心感到疲惫。

当然，宝宝的睡眠不足不只给父母带来影响，对宝宝自身的影响也非常大。大家都知道，如果前一天宝宝没睡好，或者没睡午觉，那么，第二天宝宝就会更加哭闹，变得过度敏感。如果长时间持续处于睡眠不足状态，就会发生一些眼睛看不到的微妙变化。

充分的睡眠是指，宝宝的睡眠量可以令其以最好的状态进行活动。相反，睡眠不足，不仅对身体有影响，还会诱发情绪问题、认知问题以及社会性发展[2]问题。

---

① 母亲与孩子之间的互动关系称为“依附”。发展心理学家Ainsworth把孩子与母亲的依附关系分为三类：第一种是“安全依附型”，这类婴儿与母亲在一起时，把母亲当做“安全堡垒”，敢主动地去探索陌生环境；当母亲离开时有哀伤的表情，但当母亲回来时，则露出欣喜，并寻求与母亲身体上的接触。第二种是“焦虑／抗拒型”，这类孩子常留在母亲身边，很少去探索环境；当母亲离开时则有非常苦恼的反应，当母亲回来时却出现矛盾情绪，他虽然对母亲很生气，但仍想要试着接近母亲，不过若母亲试着与他有身体接触，他则加以反抗。第三种则是“焦虑／逃避型”，当母亲离开时，孩子只有少许不悦，母亲回来后，他则掉头不理睬，逃避与母亲的接触。

② 社会性发展（Social Development）是一个专门术语。在西方心理学文献中，把Social和Development联用表示儿童在社会性方面的发展是20世纪80年代才出现的。主要内涵是，在个体毕生发展过程中，个体在与他人关系中表现出来的观念、情感、态度和行为等随着年龄而发生变化。

睡眠不足对身体有什么影响

2002年有一项有趣的研究结果。按照平均睡眠时间分组，分别分成6个小时以下、7个小时、8个小时以上等组别，20年后比较他们的生存率。结果会如何呢？据说，7个小时组的生存率最高。3.5～4.5小时组和8.5小时以上组，比7小时组的死亡率高15%左右。这个研究结果表明，睡眠对寿命也有很大影响。

¤ 睡得好的宝宝健康成长

对宝宝来说，睡眠不仅对身体健康有影响，还与另一个重要的事情有直接关系。在这个时代，父母最关心的事情之一是宝宝的身高问题，而这个问题与睡眠有直接关系。“有很多伟人都是矮个子，比起拉长宝宝的腿，不如培养宝宝的心之高度。”事实上，这个想法似乎已经无法安慰或劝导父母的心了。生长激素是身高增长的必需因素，而大部分生长激素是在宝宝进入深度睡眠后释放出来的，而且是午夜前释放来的。在生长激素释放最多的时间内，进入深度睡眠，激素才会旺盛。因此，早睡更有利于孩子的身高增长。

我想，既然生长激素是在睡眠过程中产生的，也就是说，我们身体的内分泌器官也会受到睡眠的影响。睡眠对免疫系统的影响非常大，如果睡眠不足，就会加大生病的可能性。包括类风湿关节炎在内，肌肉骨骼疾病也会因为睡眠不足而恶化。科学家警告说，减少睡眠时间，哪怕是一天只少睡1小时，长此以往，也会对神经和心血管造成危害。

多年来，睡眠不是的后果在公路上显而易见，美国每年有将近10万起事故的原因是驾驶员睡着了。根据英国医学协会的研究发现，在持续17个小时以上不睡觉的状态下工作，血液中的酒精浓度相当于0.05%，与酒后驾驶差不多。

宝宝们也一样，如果睡眠不足，会导致注意力下降，无法抑制冲动的情绪，加大发生过激行为的可能性，遭遇身体事故的危险也会加大。

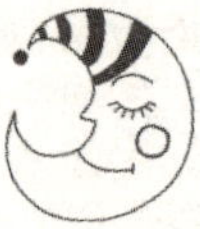

睡眠对宝宝的情绪状态有影响吗

请记住，如果说醒着的时间是为了学习，那么，睡觉的时间就是为了恢复体力和情绪。

睡眠分为两个阶段：一个是做梦的阶段，一个是不做梦、深度睡眠的阶段。深度睡眠使我们的体力得到恢复，做梦阶段使我们的情绪得到恢复。

最近，大脑科学正在蓬勃发展，大脑的机能按照部位被详细地列出来。尤其，最近发现，大脑中央与生活在大海里的海马模样相似，因此将其命名为“海马体”，这个位置的重要性逐渐被广泛认知。睡眠不足会对大脑海马体造成伤害，海马体主要是产生积极情绪的地方。因此，如果这个地方受到伤害，人们将无法对任何事情都产生积极的情绪，而且，还会不断增加人们的负面情绪。

既担心面临高考的高中生儿子，又担心频繁出现在酒桌上的丈夫，这几年，我也没办法按规律保持充分的睡眠。睡眠不足的时候，我整天感到厌烦，不但无法在诊疗室里集中精力，还不知不觉地担忧起我们家的未来和我的晚年，这些想法总是折磨着我。

调节积极情绪和消极情绪的认知力，也受睡眠量和睡眠质量的影响。婴幼儿时期是情绪调节发展的重要时期，如果被睡眠不足折磨，那么，心情会如何呢？无论是什么事情，好情绪都会立即消失，而坏情绪则会取而代之，并长期存在。这种人生，我连想都不愿意想。

睡眠对宝宝大脑的发育影响大吗

睡得少会使脑袋变笨，是真的吗？我想，这个问题是所有父母们最关心的问题。古时候，人们认为睡得多就是懒，很多人认为睡得多就无法学习好，大家坚持“四当五落”（韩国俗语：睡四个小时就能考上大学，睡五个小时就会名落孙山），睡五个小时的考生会感到不安，甚至有负罪感。

最近，医生们才明白适当睡眠的重要性，韩国也出现了很多价格昂贵的睡眠诊所。世界范围内，不断出现有趣的研究结果。美国某大学针对双胞胎的睡眠习惯进行研究，研究结果表明，睡眠充足的宝宝，其认知能力比另一个宝宝更好。也有报告指出，睡眠不足最多会引起相当于两年的认知损失。

睡眠不足会使大脑中央的前额叶（Prefrontal Cortex）出现问题，前额叶负责执行机能，是非常重要的部位。执行机能使想法系统化，并认知和预测自己的行为结果。如果这项能力不足，会产生什么后果呢？因为很难预测行为的结果，所以，很难进行冲动调节，注意力也会出现问题。

ADHD[①]是注意力缺陷多动障碍，就是前额叶有先天性疾患。睡眠不足会引发与ADHD类似的症状。注意力不集中、行为过激、情绪不安、无法调节冲动、经常与朋友打架等，是患有ADHD和睡眠障碍的孩子所共有的问题。

被诊断患有ADHD的宝宝们存在睡眠问题的概率特别高，高达50%～60%。虽然不能说ADHD是睡眠不足引起的，不过，睡眠专家们确认，所有出现ADHD症状的宝宝都有睡眠障碍。

另外，睡眠不足有损神经细胞的柔软性，引发记忆力问题。睡眠不足还会引发其他问题，比如说，语言技能、创造力、抽象问题的解决能力、作业速度及效率等。其中，认知弹性和抽象推理能力受睡眠不足的影响最大。

如果宝宝无法调节情绪，习惯冲动办事，将很难与周围的人进行良好的社会交流。最终，睡眠不足，将导致宝宝的社会性发展面临困难。

我们要特别记住，如果处于慢性睡眠不足的状态下，虽然对成年人来说，只是影响情绪，但对宝宝来说，不仅会影响情绪，还会给他的认知能力带来问题。

怎么样？现在，你再也不会觉得宝宝的睡眠问题与大脑无关了吧？

① Attention-deficit hyperactivity disorder，一种常见的精神失调。

睡眠不足对体重和睡眠习惯的影响

¤ 不睡觉会增重，还是会减重？

最近，英国知名医学杂志发表一篇论文，揭示了儿童的睡眠与肥胖度及脂肪之间的关系。2001年7月至2002年2月，以244名3～7岁的新西兰儿童作为研究对象，研究结果表明，3～5岁的宝宝们每天多睡1小时，到了7岁的时候，因脂肪增加而引起的过重危险概率非常低。

如果睡眠不足，抑制食欲的清瘦素（leptin）分泌就会减少，从而增加过度饮食的风险。也就是说，如果想减肥，就必须睡得好。

大家听过“美女都是瞌睡虫”这句广告语（韩国广告）吧？褪黑激素可以使人拥有富有光泽、清透的皮肤，睡眠不足则会导致褪黑激素分泌减少。所以，这句广告语并不是吹嘘。

¤一觉没睡，下一觉会睡得更好，还是更差?

如果因睡眠不足引起疲劳，压力激素——皮质醇和肾上腺素的分泌就会增加。压力激素的增加使人们感到不安和兴奋，因此，错过一觉的宝宝将会更难入睡。最终，睡眠不足会引起更加难以入睡的状况。

睡眠过程与冲浪运动一样。如果想驾驭海浪，就必须抓住时机。一旦错过时机，就算是优秀的冲浪运动选手也无法驾驭海浪。同样，如果错过睡觉的时机，就无法轻易入睡了。宝宝们的大脑对睡眠特别敏感，因此，更容易发生这种情况。

噩梦、夜惊症、梦游症等夜间睡眠中出现的诸多问题，的确有遗传因素，如果无法轻易进入深度睡眠，这些问题就会更加严重。因此，如果能提早帮助宝宝睡得好，就可以大大减轻这些问题。

听一听泰镇的故事吧！泰镇去儿童之家后不久，开始出现严重的夜惊症现象。泰镇的奶奶说，泰镇的爸爸小时候也得过夜惊症，让全家吃了不少苦头，也很为他担心。我先给泰镇做了各项检查，确定他的身体和心理没有什么异常，这才让泰镇的家人安心了。去儿童之家后，泰镇变累了，应该让他比现在更早入睡。经过调整，泰镇的夜惊症频度减少了很多。原来，泰镇去儿童之家后，活动增多，因无法睡午觉而引来疲惫，疲惫的状态更容易使他陷入兴奋，所以，晚上才无法进入深度睡眠。

每晚被夜惊症折磨的宝宝令妈妈感到慌张，周围有人劝妈妈给宝宝吃药。因其他发育问题和心理问题引发的夜惊症，需要更加复杂的治疗。不过，玩累了，晚上一入睡就会找来的夜惊症，只要改变睡眠习惯，就可以轻松地解决。

你了解睡眠不足带来的影响吗？

- 对所有家庭成员的精神健康有影响
- 对成长和免疫力有不良影响
- 增加消极情绪
- 增加出现认知能力问题的可能性
- 增加肥胖的可能性
- 一个人睡眠不足引起其他人睡眠不足

第3章

为什么会产生睡眠问题

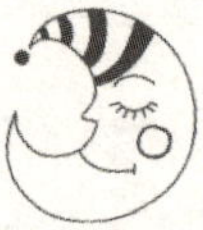

一起来了解人类的睡眠阶段吧

小时候有过睡眠问题的宝宝们，在他们的成长过程中，有84%的人被睡眠问题困扰。有报告指出，小时候睡眠问题严重的宝宝长大后，出现行为问题的可能性比较高。对于成年人来说，如果经常被宝宝的睡眠问题折磨，只要忍一忍、等一等就过去了。不过，根据多份研究报告显示，宝宝们的睡眠问题不能随时间自动解决。

那么，睡眠问题到底是怎么产生的呢？怎样做才能防止和解决睡眠问题呢？仔细了解人类的睡眠结构和宝宝们的行为特征，才会明白宝宝们为什么很难自动形成睡眠习惯。

¤成年人和宝宝的睡眠阶段

人的睡眠分为两个阶段，分别是REM睡眠（做梦睡眠）和non-REM睡眠（不做梦的深度睡眠）。

non-REM睡眠又被分为4个阶段，其中3、4阶段是深度睡眠。只有进入深度睡眠，才能产生使人恢复体力的功效。此时，睡觉的人不会轻易醒来。

当non-REM睡眠的3、4阶段结束后，开始REM睡眠。此时，我们会做各种梦。做梦期间，我们的呼吸和心跳变得不均匀，肌肉完全松弛。松弛的肌肉使我们无法轻易移动身体，因此，无论我们在梦中怎样用力，还是很难动弹。完成一次non-REM睡眠和REM睡眠算一个周期，我们把这个周期叫做一个睡眠周期。

根据人的成长阶段不同，一切都会逐渐发生变化。睡眠结构也一样，婴儿、幼儿、青少年、成年人的睡眠结构各有不同。宝宝们的REM睡眠比成年人的长，而且，比成年人更快进入non-REM睡眠的3、4阶段——深度睡眠阶段。本以为宝宝还在打盹，但宝宝却已经呼呼大睡的原因就在于此。

宝宝至少也要到3～4岁的时候，才能建立和成年人基本相似的睡眠模式。

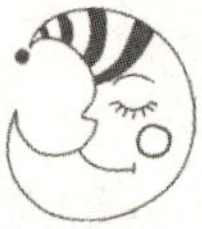

宝宝们夜里总是醒来哭泣的原因是什么

大部分人认为，只要入睡，就会一直睡到天亮。其实，睡觉过程中，有很多事情我们无法记忆，比如说盖被子、翻身等，那是短暂的似梦非梦瞬间。这种似梦非梦的瞬间发生在一个睡眠周期结束后。

成年人经过一个non-REM睡眠和REM睡眠周期大约需要90分钟，而宝宝们的周期时间更短，大约1小时就结束一个周期，暂时觉醒（从睡梦中醒来）。此时，有些宝宝咿咿呀呀，一会儿睁眼，一会儿闭眼，动一动手臂和腿，揉一揉眼睛等，或者看起来根本就没醒。与此相对，有些宝宝则会睁大眼睛开始哭闹。

在没有妈妈怀抱的情况下，自己躺在床上睡觉，或在没有奶嘴和奶瓶的情况下，自己入睡，这样的宝宝结束一个睡眠周期后，醒一下又会自己再次睡着。而有些宝宝在妈妈的怀里入睡，入睡后被放在床上，还有些宝宝叼着奶嘴入睡，这样的宝宝醒来后，一定要用与第一次入睡时同样的方

式，才能再次入睡。（参考第4、5章）

睡眠习惯决定宝宝在夜里结束一次睡眠周期后，暂时觉醒时，是否能够主动重新入睡。

睡眠习惯是向父母学习的，根据向父母学习的方法不同，有的宝宝醒来后，可以自己再次入睡，而有的宝宝必须被妈妈抱着，或者叼着奶嘴才能再次入睡。

睡眠习惯的定型比我们想象得早。因此，要想让孩子学到良好的睡眠习惯，就要提早进行睡眠训练。如果发现问题以后才去纠正的话，就要付出百倍的努力。

睡眠训练中最重要的部分是，孩子醒来后可以自己再次入睡。如果想让宝宝自己入睡，第一次入睡阶段非常重要。是在妈妈的怀里入睡，还是把他从背上放下来让他自己躺着入睡，还是吃着奶入睡等，宝宝自己能否再次入睡，最关键的是入睡方式。

有人认为，宝宝可能是饿了，所以，才会经常在夜里醒来。不过，在正常吃、正常睡的情况下，6个月以后的宝宝晚上可以不吃东西。请记住，此时，宝宝的身体已经“成熟”了。

了解宝宝们的睡眠结构

成年人每天的睡眠周期是8小时，反复循环，6点起床的人一般在下午2点犯困。宝宝的睡眠周期短，不断反复循环短周期，新生儿一般以每两个小时为间隔，反复睡觉和觉醒。

宝宝至少8周以后，才能区别白天和黑夜，大部分宝宝出生2个月后，晚上睡觉的时间变长，白天醒的时间也会变长。

不过，每个宝宝的睡眠方式和形式可能存在不同，这里说的是最普遍的情况。

¤ 观察宝宝的生物钟

每个人体内都有调节一天时间的隐形生物钟。宝宝也一样，如果想让宝宝在妈妈希望的时间睡觉，就要把宝宝体内的生物钟调整到相应时间。

那么，如何调整看不见的生物钟呢？

第一，调整早上的起床时间。早上起床是为了使生物钟自动化，就像按下开始按钮一样。生物钟开始运转后，才能调整午觉时间和晚上睡觉的时间。

第二，从早上起床到晚上睡觉，维持相对稳定的时间表。

启动生物钟后，每天保持相似的时间表，当宝宝适应妈妈做的时间表时，就会自动犯困了。

¤适合我家宝宝的睡眠时间

如前面所说，每个人的充足睡眠时间不同。韩国人的睡眠时间很短。2008年4月29日，韩国睡眠学会迎来“第一届睡眠之日”。根据发刊资料显示，韩国人每天的平均睡眠是6小时15分，美国人是7小时，英国人是6小时45分，韩国的睡眠时间比美国和英国的少很多。

国际睡眠协会建议，宝宝周岁前的睡眠时间应该是14～15个小时，2～3岁是12～14个小时，学龄前是11～13个小时，小学生是10～11个小时，初中生和高中生是8～9个小时，成年人的建议睡眠时间是7.5个小时。有宝宝的妈妈们也应该睡7个小时以上，这样才能保持身体健康和精神饱满。

⊙按年龄分类的建议睡眠时间

年龄集合	年龄	建议睡眠时间/小时
婴儿	2～12个月	14～15
幼儿	1～3岁	12～14
学龄前儿童	3～6岁	11～13
小学生	6～12岁	10～11
青少年	12～18岁	8.5～9.5
成年人	18岁以上	7.5

※参考：国际睡眠学会幼儿青少年科特别专门委员会

第4章

和彤敏妈妈一起培养睡眠习惯

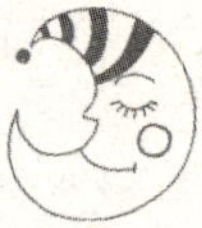

出生后6周前：只要宝宝睡觉，你就要睡觉

形敏从出生开始就不恋床，无论在哪里都能睡得好。出生后的几周里，每天几乎要睡18个小时。出生后的第一个月，形敏是吃着奶入睡的，一次睡两三个小时。因为形敏妈妈很快就要回到工作岗位上，所以，形敏从第二个月开始喝奶粉。不知道是奶粉令饱腹感持续的时间长，还是宝宝长大了一些，宝宝的睡眠时间变成了14个小时左右。形敏妈妈听说，一边睡觉一边喂奶，对宝宝的牙齿和胃都不好，因此，孩子想睡觉的时候，她没有选择让宝宝叼着奶嘴，而是选择当宝宝醒了以后，立刻喂奶。

白天，形敏睡觉和起床都比较规律。观察一段时间后发现，宝宝大约每两个小时醒一次，稍微哭闹，用手揉揉眼睛，打个哈欠，好像又困了。所以，形敏妈妈抱着宝宝哄的时候，经常偷偷地看时钟，醒后两个小时左右就观察宝宝困不困，如果看出困意，就立刻给宝宝盖上被子。形敏躺在床上时，经常看天花板上挂着的小风铃，马上就能入睡。

虽然形敏易入睡、吃得好，而形敏妈妈却没有得到充足睡眠。成年人一次性睡7个小时以上才可以，可是，为了配合宝宝的时间，形敏妈妈每二三个小时就醒一次，这不是一般的累。另外，虽然宝宝醒来后，可以立即再次入睡，而形敏妈妈是成年人，即使宝宝睡了，她也无法轻易地立刻入睡。

最后，形敏妈妈总是反复觉醒、入睡，形敏每天可以美美地睡足15个小时以上，而形敏妈妈一直处在似睡非睡的状态下，特别疲惫。宝宝出生后6周内，有时候晚上睡得不长，而是白天睡得长，所以，养育一个不分昼夜的宝宝真的非常累。

形敏妈妈生下形敏，把他带回家的那天，养过宝宝的形敏姨妈给过形敏妈妈忠告。第一，如果孩子睡觉，你也想睡，就必须拔掉家里的电话线，没有必须打电话的事情时，不要开手机。第二，别在意手段或者方法，先接受帮助再说。最后，只要挺过去，就“都过去了”。

宝宝满月前，为了这个可爱的宝宝，形敏妈妈下定决心，投入整个人生，把形敏姨妈的话忘得一干二净。整整过了一个月，当形敏妈妈累得无法承受时，突然想起了姐姐的话。她拿出难得攒下的钱，请了一个保姆解决家务事，还在一段时间内，断了与所有朋友的联络，只要有时间就睡觉，总算熬过了一个月。

也许是因为宝宝比较温顺，两个月后，形敏连午觉都能睡得很久，晚上可以一次睡5个小时。这时，形敏妈妈才稍微感觉到，养育宝宝是幸福的。

¤出生后6周前，父母要无条件地和宝宝一起睡

养育出生未满两个月的宝宝，对任何人来说都是极其辛苦的。各种辛苦的理由中，所占分量最大的就是睡不好觉。因此，养育出生未满两个月的宝宝时，一定要铭记一点，那就是只要孩子睡觉，你就要睡。把一切可能打扰睡眠的东西比如电话等全部清理掉，可能的话，就算要接受他人的帮助，也要睡觉。即使只能睡好1个小时，照顾宝宝时，也会变得轻松很多。时间飞逝，宝宝也在迅速成长。

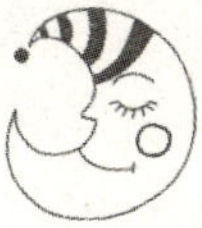

出生后6周：开始培养宝宝的睡眠习惯

形敏妈妈是我见过的最优秀的妈妈之一。她把从育儿书籍中学到的东西，完完全全地应用到实践上。如果有不起作用的部分，就会提出问题。

第一个月，形敏妈妈带着形敏来医院打预防针的时候，我告诉她应该马上进行睡眠训练。最基本的正确睡眠习惯是，在没有其他人的帮助下自己入睡。想做到这一点，最重要的是，在宝宝没有完全睡着的情况下，把他放在床上。宝宝到了6周左右，每次睡觉的时间逐渐变长，建议就在这个时候开始训练。另外，我还告诉她，晚上的睡觉时间要尽量保持一致。形敏妈妈已经在育儿书上读过类似的内容了，她似乎已经准确理解了我的话。

宝宝快百天了，形敏每天白天睡三次觉。早上起床后大约玩2个小时，然后睡1小时30分，起来后玩3个小时左右，再睡1小时30分。

形敏以这种形式睡觉，每天白天可以睡5个小时以上；晚上醒一次，喝完奶粉后再次入睡，晚上的睡眠时间总共约9个小时。

¤6周时，开始培养睡眠习惯

① 哄

第一，按照时间表哄。

出生6周以后，大部分宝宝的身体都已做好准备，增加每次睡觉的时间。这正是开始训练睡眠习惯的好时机。如果一开始不知道应该在什么时候哄宝宝睡觉，那么，就想着每两个小时睡一次，观察宝宝有没有睡意。

对于刚开始玩得久、睡得久的宝宝，没必要非得坚持“2小时原则”。不要弄乱宝宝的睡觉时间，看着时钟，帮助宝宝在相同时间带入睡就可以了。

按时间表哄睡觉的意思，不是按照妈妈定下来的时间哄宝宝入睡。而是找出宝宝犯困的时间，保持玩耍时间和睡觉时间的间隔规律，仔细观察宝宝发出的信号，了解宝宝犯困的时间带，知道犯困时间带后，在相同的时间带哄宝宝入睡。

第二，每次哄宝宝入睡时，重复相同动作。

总是重复相同动作。很多睡眠学者，把哄睡前的反复动作称为睡前程序。

睡前程序随宝宝的成长而加长。现在，宝宝很难进行长时间睡前程序，他们的睡前程序最多坚持5分钟。比如说，给他换尿布、按摩、唱摇篮曲，不管采取何种方式，最好定下来以后就不要改变，每次按相同的动作进行睡前程序。此时，不仅要按照相同的动作进行，按顺序进行也很重要。

第三，睡眠习惯训练最重要的核心是“一定要自己睡”。

在正常的睡眠周期情况下，无论是谁都会偶尔觉醒。此时，必须在没有人帮助的情况下，自己再次入睡才行。如果想达到这个目的，第一次睡觉的时候，就应该让宝宝自己睡。如果想让宝宝自己睡，就不要抱着他，直到他完全入睡，也不要让他一直叼着奶嘴。一定要在宝宝很困，但还没有完全睡着的情况下，把他放下。

先了解宝宝什么时候最适合睡觉，有助于让宝宝在躺着的情况下，渐渐入睡。有的宝宝喜欢叼奶嘴，有的宝宝喜欢自己一个人待着就能入睡，也有的宝宝喜欢看着天花板上的风铃入睡。当然，喜欢在安静环境下睡觉的宝宝，比喜欢在吵闹环境下睡觉的宝宝多。

② 喂

看着熟睡的宝宝安心了，刚想好好地躺下睡一觉，宝宝却又醒了。妈妈和宝宝的睡眠周期大相径庭，在宝宝睡着后，妈妈睡觉前，可以轻轻地把奶嘴放进宝宝的嘴里，给他补充喂奶。宝宝们即使睡着了，只要嘴里有东西，就会不自觉地吮吸，这个办法比想象得还要可行。如此一来，宝宝填饱肚了了，大家也可以睡得长一点。

补充喂奶和哄孩子吃奶睡觉不一样。补充喂奶是宝宝完全进入睡眠状态后，利用反射作用让宝宝填饱肚子，而不是为了让宝宝睡觉，给他制造睡眠联想。

如果妈妈的睡眠不足，可以在晚上10点睡觉。11点的时候，让爸爸给宝宝补充喂奶，这也是一个好办法。因为，妈妈保持充足睡眠，才能保证照顾宝宝的体力和精力。

补充喂奶法被称作似梦非梦喂奶法。另外，可能的话，尽量让宝宝在白天多吃。如果一次吃不了太多，就一点儿一点儿地经常喂。这个方法有助于宝宝尽快终断半夜喂奶。

③ 宝宝半夜醒来哭闹

非紧急情况下，绝对不要迅速赶到宝宝身边，要慢慢地、非常慢地走过去。如果你是急性子，没办法慢慢地挪动脚步，就先去趟卫生间，或者去厨房喝一杯水，然后再过去看宝宝。也许，宝宝在大家还没有走过去的时候，就已经又睡着了。

④ 准备属于宝宝的床铺

如果现在还和宝宝盖一张被，一起睡，那么，等宝宝百日的时候，就要着手为他准备属于自己的床铺吧！再晚一点，宝宝会养成依赖的习惯，导致很难哄他单独睡觉。如果很难突然哄宝宝单独睡，就先让宝宝练习白天睡觉的时候在自己的床铺上睡。此时，要重新建立前面提到的睡前程序，必须让宝宝在自己的床铺睡觉。

如果已经给宝宝准备好床铺，他却很难自己睡觉的话，就先把宝宝的床铺放在妈妈的旁边，逐渐分离。这样做，虽然花费的时间有些长，也有失败的可能性，不过，只要坚持，妈妈和宝宝的负担就会渐渐消失。

请在出生后6周的时候开始以下训练！

- 开始进行睡眠训练。
- 每天进行相同动作，建立睡前程序，不要改变睡前程序的顺序。
- 在宝宝已经很困，但还没有完全睡着的情况下，把他放在床上，让他自己睡觉。
- 妈妈睡觉前，可以给宝宝补充喂奶。
- 晚上孩子醒来哭闹的话，不要着急跑过去。
- 趁早让宝宝和妈妈分开睡，给宝宝准备属于自己的床铺。

4个月至1周岁：完成睡眠习惯的阶段

彤敏妈妈带着4个月的彤敏来医院做婴幼儿诊察。我告诉彤敏妈妈，现在应该扩展睡眠训练了，还应该制定正式的睡前程序计划。彤敏妈妈每天晚上都给彤敏唱固定的摇篮曲，还挑选了几本睡前图册。

彤敏逐渐喜欢上《妈妈在篓阴处》（韩国歌曲）这首摇篮曲，彤敏妈妈还想给他多读些图册。如果彤敏开始犯困，彤敏妈妈就立刻给他盖上自己的被子，给他按摩，读图册，然后唱那首《妈妈在篓阴处》。彤敏常常听着摇篮曲自己入睡。

宝宝6个月以后，尽量让他在白天多吃一点，晚上醒来的时候，不让他吃东西，直接哄他继续睡觉。改变习惯后，宝宝可以一觉睡到天亮。

¤ 即使宝宝醒来哭闹，也不要给他叼奶瓶

形敏到了7个月的时候，就能撅起屁股，练习向着目标一点一点地往前爬。形敏妈妈拍下视频传到自己的facebook上，为表达自豪感忙了好一阵子。有一天，形敏睡着觉，突然开始爬起来，形敏妈妈半夜听到哭声赶紧过去看，原来，形敏爬着爬着，撞到了什么地方。形敏妈妈立即把形敏床铺附近的危险物品清除。如果是因为爬行姿势不舒服而哭泣，就把他抱回原来的位置，绝对没有因为要哄他，就给他叼奶瓶。没过多久，形敏就自己睡着了。

还有一天，睡觉的形敏突然哭了。这个时候，形敏妈妈想起了我说的话，如果用喂奶哄他，就会破坏他的睡眠习惯。回想一下宝宝白天有没有吃饱，如果确定他不是因为饿了才哭，就安慰他。也想过是否要"抱抱他啊"，不过，想到育儿书籍中提过，如果抱着哄他睡的话，下次还得抱着他哄。所以，形敏妈妈没有抱他，只是低声地说了几次"睡吧，睡吧……"其实，形敏妈妈非常担心宝宝不睡觉继续哭，谢天谢地，3天后，形敏就恢复本来的温顺样了。

差不多8个月的时候，形敏半夜醒来哭闹的次数增加了。连续一周，形敏每天晚上都哭闹，既不像饿了，也不像生病了，不知所措的形敏妈妈一脸哭相，来医院找我。

事实上，形敏7个月的时候，因为妈妈开始上班，所以，他就被送到托儿中心了。我想，形敏去托儿中心，和其他小宝宝一起玩，很可能比从前累。问过形敏妈妈后得知，这段时间早上叫他起床的时候，他也会哭闹。

宝宝们忍着疲劳睡觉的话，醒来的时候，就很可能会哭。所以，我建议形敏妈妈晚上早点哄他睡觉。虽然形敏妈妈是带着不太理解的表情点头回家的，不过，她还是照做了。她开始让形敏提前一个小时睡觉，两天后形敏就不起夜，睡得好了。形敏妈妈现在才明白，她觉得很神奇，原来宝宝们过于疲劳的话，也会无法进入深度睡眠。

现在，形敏妈妈想知道形敏需要的睡眠时间是多少。

读了相关育儿书籍后了解到，形敏这么大的宝宝，每天应该睡14个小时左右。其中，晚上睡9个小时。可是，每个人是不一样的。形敏妈妈想知道，形敏需要的准确睡眠时间。不用上班的3天假期，形敏妈妈没有叫醒形敏，让他睡到自然醒。

形敏比平时多睡了1个小时，开心地起床了。形敏昨天晚上10点睡觉，今天早上8点开心地起床，也就是说，晚上10点左右睡觉，才能保证他的睡眠充足。

形敏妈妈要送形敏去托儿中心，如果不想让自己上班迟到，就必须在7点半前叫醒形敏。那么，形敏就应该在晚上9点半之前入睡，如果想让他9点半前入睡，9点的时候，就应该做睡觉准备了。

其实，形敏妈妈每天下午才能见到宝宝，很想带着他多玩一会儿。也许，形敏也想多和妈妈玩一会儿，所以才挺着不睡觉，从而变得更加疲劳。从前，形敏妈妈想和形敏多玩一会儿，所以，洗澡的时间很长，读童话书的时间也长。不过，现在形敏妈妈改变了。她明白了，不哄孩子睡觉，反而带着孩子玩，其实不是为了孩子，而是为了自己。

形敏妈妈下班后，带着形敏到家的时候，基本上都是7点多，回家后换衣服、洗手、吃饭，大约用1个小时把这些事情做完，然后陪形敏尽情玩耍。到了9点，给形敏简单地洗完澡后，让他躺在床上，把灯光调弱，按照已经定好的顺序，给他读童话书。不过，读书的时间比从前少，读完后立刻给他按摩，亲亲他，然后，唱摇篮曲哄他入睡。

¤爸爸做和妈妈一模一样的睡前程序吧！

形敏很快就睡着了。形敏妈妈确认形敏睡着后，从卧室走出来，开始洗衣服，打扫房间。因为形敏爸爸比形敏妈妈忙，所以，这些事情完全是形敏妈妈负责的。不过，爸爸偶尔回家早的时候，也可以做睡眠准备过程，代替妈妈哄形敏睡觉。

爸爸一定要用一模一样的方法、一模一样的顺序做睡前程序。爸爸哄形敏睡觉的那天，形敏妈妈在博客里上传了形敏的照片，给朋友们发了邮件，还给娘家母亲打了电话。

据托儿中心老师说，形敏8个月后，即使到了应该睡第二次午觉的时间，他看起来也不困。书中提过，到了某个时期，宝宝的午觉次数将会由三次减少到两次，不知道形敏是不是到了这个时期。形敏妈妈省略了第二次睡眠，让老师将第三次睡眠的时间稍稍提前。老师说，形敏最后一次午觉时间好像比从前长了一些。

4个月至1周岁，请完成睡眠训练

- 制定适合宝宝的睡前程序。
- 即使孩子醒来哭闹，也尽量不要给他叼奶瓶。
- 如果宝宝本来睡得很好，突然醒来哭闹，那么，确认一下他是否是睡眠时间不足。
- 爸爸代替妈妈哄宝宝睡觉时，要进行与妈妈一模一样的睡前程序。

提前了解，有助于进行睡眠训练

¤疲劳前，提早让宝宝上床

世界上很多事情的成败受时机左右。养育子女的过程中，没有什么比时机更重要。对处于青少年时期的子女，即使是一句忠告，也要仔细观察，抓住适当时机传达，孩子才能听进去。如果错过一个时机，就要等待下一个时机。如果在不恰当的时机教育子女，不仅很难达到预期的效果，反而容易产生副作用。

事实上，时机在宝宝很小的时候更加重要。如果错过宝宝容易入睡的时机，宝宝会变得疲劳。如果宝宝变得疲劳，就会开始哭闹，不想睡觉，从而令父母陷入更加艰难的境况。喂东西吃也不行，背着、抱着也不行，无论怎样做都不睡觉，只是咿咿呀呀。你养过这样的宝宝吗？

如果没有其他人的帮助，短短几天，就可以让照顾宝宝的妈妈们筋疲力尽。抓准宝宝容易入睡的时机哄他入睡，这一点在养育宝宝的过程中超级重要。

可以把哄宝宝睡觉这件事情比喻成“冲浪”。如果想冲得好，就必须抓准波浪袭来的瞬间，驾驭海浪。假如错过时机，就算是优秀的冲浪选手，也会以失败告终。曾经有一部讲述冲浪选手的电影，巨大的波浪袭来时，为了抓准乘浪的时机，选手屏住呼吸，像要把波浪看穿一样，盯着它，这个场面至今使我印象深刻。

如果想顺利地哄宝宝入睡，就要像冲上袭来的波浪一样，在宝宝睡意来临时，哄他入睡。错过时机后，宝宝的眼睛会一直睁得大大的，无法轻易入睡，而且，会引起严重闹觉。

很多成年人认为，宝宝闹觉是成长期的必经阶段。也有人认为，宝宝闹觉是因为敏感的体质，所以没办法，只能等待。

不是那样的！根据每个宝宝的体质不同，的确有些宝宝入睡难，不过，抓准哄宝宝睡觉的时机，就可以摆脱这个困难。

每个宝宝的睡眠时间可能存在差异，韩国宝宝们属于特别晚睡的一类。世界著名睡眠学者说，幼儿应该在晚上8点30分之前入睡。如果宝宝到了晚上硬是不睡觉，过了应该睡觉的时间，那么，一定要想一想是不是因为宝宝太累了。

大家属于越累越容易困的类型吗？还是属于越累越难入睡的类型？也许，成年人中有很多人越是疲劳，越是睡得久、睡得香。而宝宝们不一样，如果宝宝过度疲劳，就会过多分泌压力激素——皮质醇，导致大脑处于过度觉醒状态。在这种状态下，即使到了晚上，大脑也无法休息。如果宝宝们到了深夜也不睡觉，大脑会处于兴奋状态，不停地吵闹。

这就能解释为什么白天睡得好的宝宝，晚上也能睡得好。观察夜里经常醒来哭闹的宝宝，的确有些宝宝是因为白天睡得太多，但大部分是因为白天没睡好。深夜不睡觉、夜里经常醒来哭闹以及无法轻易入睡的宝宝，大部分是敏感的宝宝。为了哄这类宝宝睡觉，最先做的事情是哄孩子按时睡足午觉，第二件要做的事情是提前哄宝宝睡觉的时间。

宝宝深夜到处乱窜或者不想睡觉、哭闹，解决这个问题的核心是提早哄宝宝睡觉。如果你不信，就先试一个星期。你会惊讶地发现，宝宝变了。

你会这样问吧？时机固然重要，但是，怎么能一整天就只看着宝宝，找时机呢？努力掌握宝宝发出的信号，如果第一次抓准哄孩子睡觉的时机，下一次就会非常简单。一定要记住，睡意浓浓的时候，并不是哄宝宝睡觉的最佳时机；稍稍有睡意的时候，才是哄宝宝睡觉的最佳时机。不要忘记这一点，努力找出适当“时机”吧！

不止睡眠训练，排便训练也一样。记住宝宝平时的大便时间，到了那个时间，仔细观察宝宝。如果看到正想排便的表情，立刻小心翼翼地把便桶放在宝宝的屁股下面。开始很重要。如果宝宝已经厌烦便器，或者害怕便器，那么，把便器放在屁股下的瞬间，即使是马上就要出来的大便，也会立即憋回去的。想一次成功非常难。不过，只要不断尝试，哪怕只是成功一次，也要对宝宝做出表扬和鼓励，这样，排便训练就容易多了。

事实上，抓住喂东西的瞬间也很重要。如果经常因为肚子太饿大喊大叫，或者哭得筋疲力尽，会伤害到宝宝的情绪，即使给他吃，他也不会吃，只是哭。宝宝动嘴唇，或者吮吸手指就是饿肚子的信号，如果看到这个信号后，立刻把食物送到宝宝的嘴里，反复几次后，他会对世界产生最基本的信任。

¤提早开始

很多事情如果没有一个好的开始，后面就会越来越乱，就像衣服的第一颗纽扣没有扣好。培养宝宝的睡眠习惯也一样。如果出现一次不好的习惯，就要付出百倍努力才能纠正回来。因此，开始一定不要制造出混乱。

一开始就培养良好睡眠习惯的方法是，从宝宝6个月左右开始进行训练。因为，这个时期的宝宝每次睡眠时间逐渐加长。当然，即使已经养成睡眠习惯，也可能会因为生病或者暂时离开家等变化而发生混乱。不过，如果妈妈了解睡眠训练的原理，提早进行训练的话，纠正混乱的睡眠习惯并不难。

比起学习英语、数学等，初期教育更需要睡眠训练。

¤制定固定的每日事项时间表

宝宝们会更倾向于哪一种呢？是变化无常的每日事项，还是可以预料的每日事项呢？可以预料的每日事项可以给宝宝一种安全感，因此，宝宝更喜欢具有规律性的每日事项。不按照吩咐做事，而是做有规律的事情时，宝宝会产生一种自己做主的感觉，做自己能够掌控的事情时，宝宝的积极性就会更高。

最迟也要在宝宝百天前，制定好吃饭、玩耍、睡觉的每日事项表。如果无法按照事项表进行，将会破坏宝宝的睡眠习惯。当然，也可能会因为环境变化或宝宝的情况发生改变，不过，要保证在几天内恢复到原来的状态。

如果妈妈和宝宝已经习惯每日事项，那么，想回到正常状态并不难。

定下每日事项表后，不仅宝宝过得舒服，父母也会过得舒服。如果确切地了解宝宝何时吃饭、何时睡觉，父母就能拥有更多自由时间，也就不会发生因为后面的事情而与孩子折腾的局面。

即使需要做的事情过多，很难管理宝宝的日常生活，至少也要为宝宝制订早晨起床的时间和晚上睡觉的时间，并保持固定不变。

宝宝想等下班回家的爸爸，总是很晚都不睡觉。宝宝这种等待爸爸的行为让人感动得流泪，讲起来也很自豪，也有很多人支持和鼓励宝宝这样做。可是，如果宝宝坚持等爸爸回家，晚上10点都不肯吃饭，那么，大家会怎样做呢？思念爸爸的宝宝，他的心灵的确很美。不过，大部分妈妈都不会让宝宝一直饿着肚子等爸爸。即使宝宝坚持不吃，妈妈们也会绞尽脑汁地想办法，让宝宝吃饭。

睡眠是大脑的粮食。不睡觉和饿肚子是一样的。就像不能让宝宝为了等爸爸而饿肚子一样，也不要让宝宝为了等爸爸而不睡觉。爸爸和宝宝的相处时间，没必要非得在每天深夜。如果哪个爸爸希望宝宝一直等着自己回家而不睡觉，那么，这位爸爸不是一位尽职的父亲，而是一个只想到自己的自私者。

当宝宝适应了早晚事项时间表，就再给他制订一份白天睡觉时间表吧！如果白天的睡觉时间能够稳定下来，那么，宝宝就能适应吃饭时间了。虽然开始的时候会比较难，不过，克服困难后，就会得到加倍的回报。

仔细观察周围。如果你发现某个宝宝学习好，把自己的事情做得也很好，那么，他十有八九是一个从小生活很有规律的宝宝。

¤养成睡前固定做某事（睡前程序）的习惯

睡前像习惯一样固定做某事怎么样？一旦开始确定习惯性动作，宝宝困了就会去睡觉。即使筋疲力尽，也会自动去做已经习惯的动作，在没有产生厌烦感的情况下，习惯性入睡。

在因旅行而兴奋的状态下，只要整理好周围的环境，做和家里一模一样的习惯性动作，宝宝就会像被催眠了一样，立即入睡。这种习惯性动作可以令妈妈和宝宝都安稳。

睡眠学者认为，这种行为，与每天教宝宝相同的礼仪一样，故称它为睡前程序。如果在宝宝百天前开始建立睡前程序，那么，宝宝就可以拥有特别舒适、良好的睡眠习惯。

进行睡前程序时，最重要的是安静和舒适，从而使身心放轻松。

此外，睡前程序的最后一步要在宝宝的被褥里进行，从而让宝宝认为被褥是睡觉最舒服的地方。

忙于职场生活的妈妈更需要这种睡前程序，它可以减轻育儿负担。

宝宝长大后，为了教育宝宝严格遵守睡觉时间和玩要时间，要在睡眠程序中添加洗澡、刷牙以及换睡衣这些事。穿睡衣睡觉是健康的睡眠习惯，其意义往往比大家想象得大。睡衣是用柔软的布料制成的，而且款式宽松，有助于睡眠。另外，从卫生角度讲，穿着玩要时的衣服睡觉不卫生。

如果宝宝养成睡觉前换睡衣的习惯，那么，单换睡衣这件事就可能解决睡眠问题。睡前换睡衣，可以让宝宝准确区分睡觉时间和玩耍时间，从而使宝宝更容易在生活的其他方面也具有规律性和系统性。请在宝宝非常小的时候开始进行睡前程序前，马上告诉他换睡衣睡觉。

如果洗澡在宝宝睡前程序的中间位置，宝宝洗完澡后，会变得很精神。因此，最好把洗澡放在睡前程序的第一步。

① 宝宝的睡前程序请避开智能手机和电视等

睡前程序的内容由父母决定即可。特别喜欢和宝宝有亲密接触的人，可以给宝宝按摩；有宗教信仰的人可以和宝宝一起祷告。如果爸爸想多和宝宝在一起，也可以让爸爸参与到部分睡前程序中。如果你的家庭喜欢读书，那么，就在睡前程序中减少行动类内容，增加读书时间。

无论怎样，制订一个家庭专属的、特别的、幸福的日常事项，并保持一致。注意，一定要避开会让宝宝感到恐惧的游戏，也应该避开有可能使宝宝过度兴奋的游戏。兴奋的宝宝很难立即入睡。如果因恐怖游戏产生恐惧感，宝宝就无法睡得安稳。

躺在床上用手机或掌上电脑给宝宝看动画片怎么样？这样是值得做的睡前程序吗？

近来，对于如何安抚心烦的宝宝，妈妈们最常用的方法是让宝宝玩手机。

不久前，妈妈们还用看电视的方法安抚宝宝，近来都换成了手机，似乎已经是手机的天下了。如果把手机放在宝宝的手里，宝宝觉得很好玩，就会很开心。妈妈觉得这样做，可以使宝宝不烦。虽然从小开始拿着手机的宝宝数量正在以可怕的速度增长，但也不是一件令人吃惊的事情。

当宝宝躺在床上的时候，给他拿着手机，就可以让他在看动画片时自然入睡。因此，现在越来越多的父母基本没有经过大脑思考，就把手机当成一种睡前程序了。

不是那样的！手机或掌上电脑不可以成为睡前程序。首先，不断变化的画面，无法使宝宝安定，因此无法引导宝宝轻松睡眠。其次，被刺激的大脑无法保持舒适睡眠。如果宝宝适应了不断变化的显示屏，大脑受到刺激，就很难指望培养他的注意力和创造力了。不仅在睡前程序中，白天的生活也一样，千万不要大脑发热，让手机成为宝宝生活的一部分。

如果想通过睡前程序哄宝宝睡觉，建议妈妈也要从电视剧里走出来。如果问妈妈们宝宝的睡觉时间，就会发现很有意思。热衷于看电视的父母，他们的宝宝的睡眠时间是参差不齐的。如果某天有妈妈喜欢的电视剧播出，那么宝宝就要晚上11点以后睡觉了，因为妈妈要看完电视剧以后，才能哄他睡觉。如果当天没有妈妈喜欢的电视剧播出，那么，妈妈就会让宝宝早点睡觉。如果妈妈们实在没有办法放弃电视剧，那么，就在电视剧开始之前哄宝宝睡觉，或者先暂时不看直播，回头看重播吧！

② 一定要每天按已定睡前程序实施

一旦睡前程序的内容确定下来，就要每天按照已定程序实施，一个步骤都不可以落下。出现无法避免的情况时，即使缩短睡前程序中各项步骤的时间，也要做完全套。如果不这样做，可能就要重新开始更长的睡前程序了。

有没有想起形敏妈妈的睡前程序？形敏妈妈每天都按照洗澡、读童话书、做按摩、唱摇篮曲这个睡前程序做吧？

因为睡前程序可以根据每个家庭的特点制定，所以，为了帮助理解，我要给大家再举一个例子。英敏妈妈在英敏4个月时，常常给英敏喂完奶粉后，给他做按摩、读童话书，还会静静地做祷告。祷告结束后，在英敏的脸颊上亲一口，英敏就会马上笑眯眯地睡着了。

大女儿有珍的睡眠训练失败后，有珍妈妈吃了不少苦头。照顾第二个宝宝的时候，她付出了巨大努力，严格遵守每日事项。现在，有珍的弟弟有贤刚过两周岁，吃完晚饭后和洋娃娃玩一会儿，就会去换睡衣，和妈妈一起刷牙、洗脸、在全身涂抹乳霜，然后对爸爸、妈妈、姐姐说声晚安，连卧室角落里的花盆都是他说晚安的对象，说完后，有贤拿着自己喜欢的洋娃娃躺进被窝里，让父母给自己读书。现在，即使没有妈妈的帮助，有贤几乎也可以按顺序主动完成所有程序，然后，在同一时间入睡。

去奶奶家的时候，只要给有贤带着他喜欢的积木和洋娃娃，他就会和在家里一样，吃完晚饭后，按顺序完成程序睡觉。哄有贤特别容易。

③ 一定要遵守睡前程序的顺序

睡前程序中的每日事项，并不仅仅要做相同的动作，也要按顺序做。今天读童话书，明天唱摇篮曲，后天讲故事，这种无序的方式无法让宝宝在没有反抗的情况下睡觉，更无法成为引导宝宝睡觉的良好睡前程序。另外，今天按摩后给宝宝读童话书，明天读完童话书后给宝宝按摩，这种方式也很难成为引导宝宝轻易入睡的睡前程序。

在宝宝想和妈妈多玩一会儿的情况下，既然能陪宝宝玩，延长睡前程序怎么样？睡前程序越短越好。长时间的睡前程序不是睡前程序，而是和妈妈的玩耍时间。一旦宝宝开始意识自己在玩耍，就会开始硬撑着不睡觉。也有人误认为，睡前程序是教育的延长。如果睡前程序中有读童话书这个步骤，那么，有人就会因为欲望再给宝宝读一个，一直读到半夜12点。

如果想多给宝宝读书，请在宝宝清醒的时候读，不要把宝宝不想睡觉当成借口，导致宝宝硬撑着不睡觉。如果宝宝需要玩耍时间，就先陪宝宝玩，再进行短暂的睡前程序。

最后，睡前程序要悄悄地开始。急于遵循每日事项是催促宝宝，这样做会导致两个人之间出现隔阂，加大失败的可能性。

睡前程序的方法

- 提早开始睡前程序。
- 请根据家庭的喜好制订合适的睡前程序。
- 一旦开始，请保持一致性。
- 请保持睡前程序的顺序完全一致。
- 一旦制定，即使缩短每个步骤的时间，也要做完全套。
- 不要在睡前程序里添加使宝宝恐惧或兴奋的内容。
- 手机、掌上电脑无法成为睡前程序的一部分。
- 睡前程序的最后一步请在宝宝的被窝里完成。

成功训练正确的睡眠习惯需要了解的事项

¤理解宝宝发出的信号

到现在我才变成睡眠训练专家，专门学习育儿的时候，我与来寻求帮助的父母没有什么两样。

生下大女儿回家那天的场景，我至今记忆犹新。安静地躺在身边的宝宝，突然大哭起来，我乱了手脚，根本不知道到底应该怎么做。

那时，我是一个菜鸟医生，虽然名头是幼儿青少年科研修医生，不过，还是不清楚宝宝大哭，到底是因为生病了，还是饿了。即使给他喂奶，他也一直哭，直到哭累。而且，坚决不放开乳头，弄得乳房红肿。如果宝宝吐了，我的脑子就完全空白了。

宝宝们每天的哭泣时间总和约为5小时。对宝宝们来说，哭是语言，每种哭声都有各自不同的含义。但并不是说，宝宝们只会用哭声表达一切。

① 宝宝发出的信息

现在，我们一起想一想，宝宝们发出了什么信息，意味着什么。

第一，肚子饿的时候，会发出什么信号呢？应该是吮吸手指或蠕动嘴唇，还伴有一些哭闹吧。如果妈妈没有收到信号，宝宝的哭声就会越来越大，最后拼命哭。让宝宝们对社会产生信任感的重要瞬间之一是，当自己发出肚子饿的信息时能够得到反应。这时候，宝宝希望有食物送进嘴里。

对世界的信任感，是决定一个人有勇气挑战人生和直面挫折的基础。对世界的信任感是一种下意识的安全感，是能够促使你积极思考的保障。这种保障，并不仅仅是饿了要东西吃。作为妈妈，察觉到宝宝饿肚子的信号并不难，所以没必要害怕。如果你认为宝宝习惯挫折和困难后，有助于克服日后的不便，那么，你应该尽早改变这种想法。

第二，你说没到肚子饿的时间，可宝宝总是哭闹，还打哈欠，揉眼睛。是的，宝宝困了。宝宝一发出这种信号，就应该立即哄他睡觉。如果长时间对这种信号置之不理，那么，宝宝就会哭得更加厉害，这时候，不管是抱着，还是放下，他都会一直哭。最终的结果，是父母倍受折磨。

第三，尿布湿了的时候，宝宝会一边挪动身体，一边哼哼唧唧，发出自己不舒服的信号。太冷或太热的时候，也会发出特殊的信号。也有因为无聊，想让别人陪他玩的信号吧？每个宝宝发出的信号，根据情况不同，也会稍有不同。因此，赶紧尽全力弄清楚，宝宝在尿布湿了时会发出什么信号？太冷或太热时会发出什么信号？想和妈妈一起玩时又会发出什么信号？如果了解了宝宝的信号，就可以提前脱离初级妈妈的行列。

第四，生病的时候发出的信号。这种信号很可能是更尖锐的哭声以及身体乱动。肚子疼时，宝宝会一边把腿向肚子靠拢，一边哭。如果新生儿在抱着的情况下睡得香，一放下就痛哭的话，大人不要手忙脚乱，宝宝可能患有新生儿常见的胃食管反流症。

知道宝宝哭泣的原因，就可以轻松地安抚他了。如果是因为饿而哭，就给他喂东西吃；如果是因为尿布湿了而哭，就给他换尿布；如果是因为想要被抱着而哭，就经常抱抱他；如果宝宝对环境敏感，就要注意保持周围环境不要太嘈杂，细心照顾宝宝，不要让他太热或太冷。

在试了很多种方法都无法安抚宝宝的情况下，很可能是想吮吸东西，那么，试试给他一个奶嘴吧！也有些宝宝喜欢雨声和波涛声这种声音不大且具有反复性的声音。

② 溺爱成病

开始爱的时候，好奇那个人的一切。深爱时，即使不说话，也能感觉到那个人在想什么、心情如何。我们比世界上任何一个人都爱宝宝，因此，只要稍加注意，就可以立即明白宝宝发出的信号代表什么。宝宝出生前，曾被认为那么不可思议的神奇事情，对大家来说也顺理成章了。

过度的爱是一种病。男女间的爱如果变成执着，会让双方处于困境。如果对子女过度溺爱，不仅会变得执着，还可能产生不安感。宝宝们需要父母给予保护，因此，过度溺爱的妈妈们总是担心，宝宝会不会因为自己的无知而过得不好。但是，一旦开始执着，就会误解对方的心。一旦开始不安，就会误读对方发出的信号。

不安基本上是初级妈妈们的特点。如果宝宝哭闹，虽然会按照自己的一套安抚一下，但是，如果宝宝没有按照自己的想法立刻停止哭闹，妈妈就会抱着宝宝，焦急地胡思乱想，宝宝是不是饿了，是不是病了。如果宝宝不饿，即使给他喂东西，他也不会吃。因为一直摇晃，所以无法入睡，哭闹得更加厉害。现在，宝宝开始打滚哭闹了。最终，妈妈急匆匆地乘出租车往医院赶，可是，宝宝却在车里睡着了。

妈妈的不安总会传染给宝宝。当诊疗室里有特别不安的宝宝时，如果把宝宝和妈妈分开，就会发现，这些宝宝的妈妈基本上都是生活在不安中的人。

虽然不能轻易地根据内心区分爱的深浅，但一定要经常反思自己的心理状态，一定不要过度溺爱宝宝。

为了准确解读宝宝发出的信号并做出反应，要多关注宝宝。同时还要小心，过度溺爱反而会导致误读信号，做出错误的反应。

¤理解一致性习惯的重要性

我们的身体里有调节睡觉和觉醒的生物钟。开启生物钟的按钮是光。早上觉醒就是因为阳光按下了生物钟的按钮。相反，关掉生物钟的按钮是黑暗。夏天，北欧出现极昼现象，据说，如果人们想睡觉，就要用非常厚的窗帘遮挡窗户或者带上眼罩。

人体的生物钟特别敏感，和阳光一样，明亮的电灯也可以启动生物钟的按钮。如果早晨光线不足、晚上开着明亮的电灯，或者身处嘈杂的环境里，生物钟就有可能无法正常工作。

就像身体长高需要生长激素一样，人们想要睡觉也需要激素——褪黑激素。根据生物钟的启动时间不同，制造褪黑激素的时间也不同。早晨的充足阳光让人体开始制造褪黑激素，晚上的适度黑暗让人体开始分泌褪黑激素，从而使我们产生睡意。

可以看出，不停抱怨宝宝晚上不睡觉的人中，大多数是不喜欢外出的人。虽然在家中有很长时间做家务，也有很长时间和宝宝一起玩，不过，宝宝和妈妈几乎没有感受过早上的阳光，从而影响人体分泌睡眠必需的褪黑激素。

关于生物钟，还有一个有趣的事。事实上，人类生物钟的周期比24小时稍长一点。当然了，人体会根据环境自动校正这个周期。如果对其置之不理，那就会渐渐向后延迟，造成混乱。

如果想成功进行睡眠训练

- 想好好养育宝宝，轻轻松松哄宝宝睡觉，就要理解宝宝发出的各种信号。
- 夜晚的黑暗、白天的光明以及相同的习惯，是健康睡眠的必要条件。

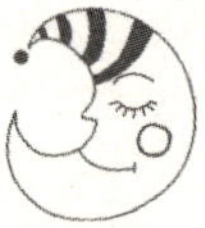

周岁后：睡眠联想和正确的睡眠训练

即使像形敏妈妈这样，把睡眠训练做得很好的情况下，宝宝周岁后，也会出现意想不到的睡眠问题。有时候，形敏想再玩一会儿，坚持不睡觉；有时候，形敏就是不想上床。这些状况非常令人伤脑筋。幸好，形敏没有不好的睡眠联想，只要睡着，就能睡到天亮。不过，有些妈妈和形敏妈妈不同，这些妈妈没有用心地对待睡眠训练，导致宝宝已经形成不好的睡眠联想，这些宝宝让妈妈们每晚都很累。

¤ 在深夜都不想睡觉的情况下

玩耍比睡觉更有意思，睡觉就要停止玩耍，所以宝宝们不想睡觉。尤其是父母下班回来晚的情况下，宝宝想和爸爸、妈妈在一起玩的时间长一点，所以他们就更加不想睡觉。就这样，宝宝为了延迟睡觉时间，哭或者耍赖，想出各种点子吓唬妈妈。再大一点的宝宝，还可能跟妈妈进行协商。

不知道从哪天起，一让形敏睡觉，他就会黏在妈妈的身上，开始悲伤地大哭。形敏想和下班回来的妈妈再玩一会儿，看起来很可怜。这时，形敏妈妈总会很难冷静地说出让他立刻睡觉的话。无可奈何之下，形敏妈妈有时候会抱着形敏再读一会儿童话书。形敏妈妈一开始就熟知睡眠训练，所以，几天内就冷静下来了。如果一直顺着宝宝的意思，宝宝的睡眠习惯会遭到破坏，其他日常生活习惯也很可能逐渐遭到破坏。准备睡觉时间前，和宝宝一起愉快玩耍；准备睡觉时间一到，就要遵守既定规则，果断行动。如果宝宝因为白天睡得时间长，晚上很清醒，把宝宝放在被褥旁边，让他自己安安静静地玩玩具，这也是一个好方法。

在宝宝坚持不睡觉的情况下，妈妈们要千万记住，不要做出一丁点儿满足宝宝愿望的举动。

¤想引起关注的情况下

在被孤立和受欺负中，大家会选择哪一方呢？宝宝们一定会无条件选择受欺负的那一方。受到关注是宝宝们生活的最大目标。因为挨训是可以引起关注的成功战略，所以，如果妈妈没有关注宝宝，宝宝可能会故意做出挨骂的行为，从而引起关注。

如果想把宝宝训练好，那么，对于不想让他做的行为，要彻底地无视，不要给予关注。对于希望他做的行为，要给予积极的关心和表扬。这样做，宝宝为了获得持续关注，会经常做可以引起妈妈关注的行为。

如果宝宝为了想从被窝里出来而提出各种条件，妈妈千万不要和宝宝吵架，要用冷静、坚决的口气让他马上回去睡觉。对宝宝说“你躺着，妈妈5分钟以后就过去”这也是一个好战略。不过，使用这个战略时，一定要遵守约定，不要失信于宝宝。

即使宝宝看起来已经完全入睡了，也要遵守约定，这样，下次才能继续使用这个战略。宝宝的年龄越小，约定时间就应该越短。

¤因父母而产生不良睡眠联想的情况下

听特定音乐时，大家是否会联想出其情景呢？睡不着的时候，是否需要特别的某种音乐催眠呢？或者，有没有因为换了被褥或枕头就有些难以入睡呢？

这种帮助人们轻松入睡的物品、音乐以及行为，叫做“睡眠联想”。大部分成年人也有睡眠联想，只是这种联想已经完全深入骨髓，自己察觉不到。如果睡前需要换睡衣、刷牙、躺下读一会儿书才能入睡，那么，这些就是大家的睡眠联想。如果开着电视，在电视的音像中才能轻松入睡，那么，电视就是大家的睡眠联想。

正如前面所说，在正常的睡眠周期范围内，无论是谁，都会在睡觉过程中觉醒一会儿，只不过，大多数人在没有感觉到自己醒了的时候就再次入睡了。人们在睡觉过程中，常常会起来捡起掉在地上的毯子，盖在身上后再次入睡，或者关掉开着的灯后再次入睡。这是正常觉醒后，人体自动改变与睡眠和深度联想相关的环境，从而重新入睡的过程。

如果一个人对自己房间的环境有过度强烈的睡眠联想，那么，这个人在旅游地的时候，夜里一旦觉醒，就无法再次入睡。

无论是好的联想，还是不好的联想，宝宝们也有属于自己的睡眠联想。好的睡眠联想，可以是使宝宝睡得安稳的姿势，也可以是放在周围的小娃娃，而黑暗本身也可以成为睡眠联想。如果宝宝有这种良好的睡眠联想，那么，即使在睡觉过程中醒来，也可以在没有父母帮助的情况下再次入睡。如果宝宝形成不良的睡眠联想，就必须有成年人的某种诱导，才能再次入睡。

引起宝宝睡眠问题的最大原因是不良的睡眠联想。睡眠联想基本上是负责养育宝宝的成年人制造出来的，这种可能性非常高。在妈妈怀里入睡的宝宝，把妈妈的怀抱当成睡眠联想，这样的孩子在短暂觉醒后，如果想回到正常睡眠周期内，就必须被妈妈抱在怀里。含乳头入睡的宝宝，把妈妈的乳头当成睡眠联想，如果想从短暂的觉醒状态里挣脱出去，就必须含着妈妈的乳头。如果宝宝不枕在妈妈的手臂上就会醒，那么，妈妈们的手臂就是宝宝的睡眠联想。因为手臂做了枕头，所以，妈妈的肩膀很痛，不是一般的辛苦。可是，如果不那么做，宝宝绝对无法进入深度睡眠。习惯不容易改变，最终，妈妈会每晚和宝宝一起哭。

把妈妈的怀抱或乳头当成睡眠联想，是最让妈妈疲惫的睡眠习惯之一。无论是什么睡眠联想，只要是短暂觉醒后无法自动再次入睡，就是不良的睡眠联想。

很简单，不良的睡眠联想是阻碍深度睡眠的因素。假如，大家睡觉的时候，有人拿走了你的被子或者枕头，结果会怎么样呢？紧张的状态下可以轻松入睡吗？你一定会为了确认枕头和被子是否还在，所以经常醒来。认为自己醒来，枕头和被子就不会被拿走，所以难以再次入睡。假如，短暂觉醒看了一眼，如果枕头和被子真的不见了，会不会很生气呢？

宝宝也一样。睡觉过程中觉醒后，如果发现睡觉时的东西不见了，就会哭泣。那么，就要像开始一样，重新做一次才能使他入睡。

如果不想从一开始就给宝宝制造不良的睡眠联想，就要在宝宝完全入睡的那个瞬间把他放下，让他意识到自己是躺着睡着的。如果宝宝困了，即使抱着他哄，也一定要在他没有完全入睡的状态下，把他放下。

为了让宝宝躺着自己入睡，要在喂宝宝吃东西、哄宝宝睡觉的瞬间开始仔细研究。如果宝宝玩一阵子后开始哭闹，我们往往会给他喂食物，哄他睡觉。在这种情况下，宝宝吃着吃着就会入睡。不过，这样做，非常有可能使宝宝对乳头产生睡眠联想。因此，一定要排列顺序，如果宝宝醒了，先喂些食物，让他玩一会儿，当宝宝累了以后，再哄他睡觉。

遵守顺序对睡眠训练非常重要，因此，某位睡眠专家让我们记住“EASY”这个英文缩写（参考《Baby Whisperer Gold》）。我想，它一定会对我们记住顺序有所帮助。它的意思是“E（Eat）：吃；A（Activity）：活动；S（Sleep）：睡觉；Y（Your time）：宝宝睡觉期间，哪怕是短暂的时间，也是属于各位自己的”。

根据美国近期睡眠学会的报告显示，美国有50%以上的父母在宝宝完全入睡后，才把他放在床上。西方社会都这样，何况是韩国。在韩国睡眠文化的影响下，制造不良睡眠联想的概率远远超过美国。不良的睡眠联想是不良睡眠习惯的起点。

因为失误，制造出一开始不存在的不良睡眠联想，这种情况也非常多。不管三七二十一，只要宝宝半夜醒来就给他喂奶，让他安静下来。这种行为，会造成宝宝每次起来都会找奶喝的坏习惯和吃奶才能再次入睡的不良睡眠联想。

睡眠训练中，没有什么比纠正已经固定的睡眠联想更难的事情了。有些人用极端的方法，经过几个星期或几个月，把自己累得筋疲力尽，把宝宝弄哭，最后还是放弃了。如果想用这个方法成功，不仅要求妈妈的内心强大，宝宝也应该不太敏感。也有些人，为了用更好的睡眠联想代替，宝宝犯困或疲倦时，让宝宝反复接触柔软、小型的洋娃娃，让他寄托情感。

可是，大多数人会置之不理，等着宝宝长大后自己清除睡眠联想。每当与这些人见面，听他们诉苦时，作为幼儿青少年科医生的我，就会为没有起到自己的作用而感到惭愧。

¤ 改正不良睡眠联想的方法

不良睡眠联想也可以通过训练改正。

第一，固定准确的睡眠时间，保持一致。固定准确的睡眠和起床时间，才能调整宝宝的生物钟。

第二，睡前，定下像习惯一样反复的动作目录。当习惯与身体融为一体时，只要按下睡眠前行为的第一个按钮，就会顺利、轻松地完成整个入睡过程。

第三，想象宝宝睡觉过程中睁开眼睛时的情景，哄他睡觉时，要制造与其完全一样的情景。宝宝睡觉过程中醒来时，如果为了安全，想打开宝宝身边光线弱的灯，那么，哄宝宝睡觉的时候，也要开着那盏灯。如果想在宝宝身边放一个熊娃娃，让他醒来时得到安慰，那么，从哄他睡觉开始，就要把熊娃娃一起放在他的身边。

第四，最需要努力的事情是，停止从前的睡前行为，在宝宝没有完全入睡前，让他自己躺在被窝里睡觉。绝对不要让他一边吃奶一边入睡，或者抱着摇晃使他入睡。如果不想让宝宝凌晨醒来哭着找妈妈，那么，就不能让宝宝在完全入睡前看到自己站在他身旁。

假如宝宝睡觉过程中醒来大哭大闹，想让妈妈到自己的身边来，妈妈应该慢慢地过去，确定不是危险情况后，不要抱他，因为他很好，所以不需要担心。说完让他睡觉的话后，在他身边短暂停留（特别短暂的一会儿）。假如妈妈做不到不抱宝宝，也可以抱抱他。不过，如果哭声停止了，在宝宝完全入睡前，应尽可能迅速将他放下。最重要的是，走到睡觉过程中醒来的孩子身边时，尽可能迅速让他回归原位，要让宝宝觉得短暂的见面是非常枯燥无味的。如果长时间待在宝宝身边或者过于关注，会继续强化宝宝醒来后找妈妈的行为。

第五，宝宝睡觉过程中醒来，如果哭泣的话，不要立刻去看他，尽可能慢慢地过去。到底要以多慢的速度，那就要看各位妈妈的耐心和宝宝的性格了。尽量忍耐后，再过去看宝宝，但也不要等宝宝哭得太厉害。

¤对于哭闹着让父母哄自己睡觉的宝宝，可以置之不理

有些书上说，即使宝宝哭一个小时，也要装作不知道，宝宝哭累了的时候，自然就会睡着。如果妈妈没有强烈关注，宝宝可以在短时间内自己入睡。可是，我见过的妈妈们中，没有一个人可以对宝宝做到这一点。大部分人坚持30分钟后，就会输给宝宝。教宝宝为了得到自己想要的东西而哭闹得更厉害的父母反而更多。

宝宝哭的时候，倒不如尽力沉住气等待，然后再过去看他。因为，坚

持得越久就越好。如果可以长时间坚持，请尽量坚持；如果实在做不到，也可以马上过去看他。不过，尽量慢慢地走过去，宝宝安心后，尽可能迅速将他放回原位。如果宝宝再醒，就用完全一样的方法。

作为妈妈，很难假装不明白宝宝想让自己抱着他、哄他的要求。现在，大家收起妈妈的心疼，哪怕一个瞬间都不要忘记，把宝宝弄哭的目的，是为了让宝宝自己入睡。但是，如果为了改正宝宝的习惯，让宝宝无限哭下去，甚至哭几个小时，这个方法也是不可取的，因为，宝宝会埋怨妈妈，我们不能给宝宝留下伤痛。

似乎做不到吗？第一天晚上下决心20次，第二天15次，第三天10次，成功的概率远远大于想象。

如果宝宝非常倔强，只要看见妈妈在身边就会哭个不停，那就没办法了。抱抱他吧！不过，一旦宝宝停止哭泣，就一边把他放回去，一边对他说“睡吧，我的宝宝”，然后迅速闪开。如果再次哭泣，就再过去把他抱起来，当他停止哭泣后，再放回去，如此反复几天。千万不要放弃。得到你想要的结果，其速度远快于想象。

¤只有吃奶才能睡觉的宝宝的问题点

正如前面所说，让宝宝叼着乳头或者奶瓶睡觉，会产生不良的睡眠联想。最大的问题就是，宝宝半夜醒来，一定要叼着乳头或奶瓶，才能再次入睡。

叼着乳头或者奶瓶睡觉的宝宝还有第二个问题，就是摄入的水分过多，导致夜晚频繁小便。如果小便把尿布弄得太湿，宝宝就会醒。一旦醒来，就必须让他叼着乳头或者奶瓶，才能再次入睡。这样，宝宝会整夜重复吃奶、撒尿这个恶循环。

最后，如果不能纠正宝宝夜深后仍然叼奶瓶的习惯，宝宝的门牙容易产生龋齿，如果龋齿的情况严重，则会导致牙床受损，牙床受损还会引起恒牙（恒齿亦称恒牙，是指人类和多数哺乳动物幼年时期乳牙脱落后，再生的第二套和最终一套牙齿）出现问题。

千万不要忘记，如果想在宝宝睡觉前喂乳，那么，一定要把喂乳放在睡前程序的第一步。如果不能做到这一点，几乎不可能进行睡眠训练。

如果叼着奶瓶睡觉已经成为习惯，那么大家可以在两种方法中选择一个，一个是即使宝宝哭，也要把奶瓶抢下来；另一个是逐渐减少宝宝夜里喝奶的量。逐渐减量的方法在一开始时非常容易，在完全要断了这个习惯的时候，宝宝会再次反抗。不过，如果妈妈一直实行逐渐减量法，还是很容易坚持过去的。

如果不想让宝宝起夜

- 不能因为宝宝想玩，就陪他玩到深夜。
- 不良的睡眠联想一旦形成，就很难改正。因此，从一开始就应该培养宝宝良好的睡眠联想。特别要注意，不要让喂乳成为宝宝的睡眠联想。
- 如果不良的睡眠联想已经形成，那就按照宝宝的起床时间和睡觉时间，建立正确的睡前程序。
- 睡觉过程中的宝宝醒来哭闹，即使抱着哄，也一定要在宝宝再次完全入睡前，把他放回床上。

2岁以后：
需要纠正行为的年龄

形敏的妈妈虽然聪明，可是当形敏过了2岁，她就开始变得非常累。现在开始训练睡眠习惯，不是单纯的睡眠问题，也是教育的延续。不知道管理越来越固执的宝宝有多难，每天有好几次想打他，有时候，看着因妈妈生气而垂头丧气的宝宝，也会感到内疚，眼泪都流出来了。就像诵读主祷文一样，每天说一百遍想要去实践的那些话，“责骂和表扬的比率是1：5以上！如果看到了想要鼓励的好行为，当然连想都不要想，只要看到了就要立即表扬！如果看到不好的行为，按压住想要大吼的冲动，只要不是危险性行为，就装作没看见、没听见。”

不知道从什么时候开始，形敏去睡觉后，总是不到5分钟就打开房门，大喊“妈妈，水”“妈妈，尿尿”。偶尔还会在睡觉的弟弟身边大喊大叫，或者突然说自己害怕，开始哭。遇到这种情况时，如果我向大家介绍形敏妈妈使用的方法，也许可以做成一本教材。

即使做完睡前程序，形敏也总是不想回到被窝里，我给大家介绍一下如何应对形敏的办法吧。目前，形敏还不认识数字和韩文，画一个指针指到9点的钟，把它贴到客厅的钟旁，对形敏说："当时钟和画一模一样的时候，你就要躺在床上了。"到了约定时间，用坚决的态度说几次这样的话："看看时钟，原来到了我们家形敏睡觉的时间啦！"

为了阻止要喝水、要撒尿等借口，形敏妈妈还给形敏做了去喝水、去撒尿的奖券。当然，奖券只能在睡觉前用一次，如果用过一次，就不可以再找借口了。

吵醒弟弟的时候，形敏妈妈用大家都知道却难以做到的"时间到"来惩罚他。为了这个惩罚，在家里的墙角放一把思考之椅。

有时候，形敏不像真的害怕，也不像真的生病，可就是嚷着腿疼、肚子疼、害怕。每到这个时候，形敏妈妈总是装成聋子。几次以后，当宝宝知道这个办法没有用时，他就不会再那么做了。

有一天，不知道为什么，形敏安静地去睡觉，闭上了眼睛。形敏妈妈没有错过这个机会，马上去他身边，尽情表扬。有时，形敏因为妈妈的表扬，非常神气。

¤ 开始对已经2周岁的宝宝进行睡眠训练

① 制定睡前程序

读书的时候，你会恍然大悟，突然说"对"吗？虽然有点晚，不过，你想开始进行睡前程序吗？如果想，请先制定出睡前程序包含的项目。然后，制作包括所有项目的图画计划表，涂色后贴在墙上。

每一个项目结束后，做好已完成的标记。这样，按计划逐步完成睡前程序。最后，让宝宝躺在床上。如果宝宝为了不睡觉提出其他要求，就让他看一看计划表，向他强调“计划表里没有那一项啊？”要避免与宝宝之间发生不必要的争吵。

② 一起制作专属童话书

制作把宝宝当成主人公的动画书吧！童话书里，要按顺序勾勒出睡前的各项准备事项，而且，一定要把宝宝的照片贴在主人公的脸部位置。每天晚上，和宝宝一起读那本童话书，既能让宝宝感到开心，也能让宝宝按照书里的内容去做。

③ 通知应该睡觉的时间

如果宝宝总是说“再过一会儿”，就要提前警告他，5分钟以后必须躺在床上。到了5分钟，请采取坚决的态度。有时候，可以画出有睡觉时间的时钟，贴在挂钟旁边。如果到了睡觉时间，就让宝宝看挂钟的指针和画出来的钟一样，然后，果断让宝宝躺在床上。这个方法也可以起到帮助。

④ 对待行为磨蹭型宝宝的方法

宝宝本来就属于行为磨蹭型吗？如果是，就要给他加长准备时间。那么，警告发出的时间就不是5分钟前，而是10分钟前。也可以做战胜计时器游戏。如果在计时器响前，换好衣服、刷完牙，就算战胜计时器。作为奖励，可以多读一页童话书，这个方法也相当有效果。

还有一个办法，如果宝宝可以做到遵守既定的睡眠规则，就给他一张贴纸，当贴纸收集到一定数量后，答应宝宝一个愿望。

⑤ 如何对待要求“再……”的孩子

宝宝要求再读一点童话书或者再让自己在他身边躺一会儿，在这种情况下，因为不可以一直被宝宝牵着走，一定要遵守原则。此时，妈妈必须掌握说话的技巧，说对宝宝有效的话，不是否定性的，而是积极性的。比起说“那妈妈5分钟后再走”，不如说“那么，就再给你多读五分钟童话书”。虽然意思一样，不过，积极的表达方式可以让宝宝更满足。

⑥ 如何对待讨厌一个人待着的宝宝

有些宝宝害怕一个人待着，不想自己睡觉。在这种情况下，你可以让他暂时待着，答应他自己马上就会回来，并做到马上再次出现，像这样，反复做几次。如果宝宝相信妈妈只是暂时离开，马上就会回来，那么，就可以减少他独自一个人时的恐惧感。

“天啊！我忘了关厨房的灯了！妈妈马上就回来”，请说完这句话后走出去。不过，一定要立刻回来。第二天可以借口说“天啊，睡前要清扫卫生间，卫生间才不会有味，我都忘了。我清扫完马上就回来”。说完，比昨天稍晚一些回到宝宝的身边。后来，再说自己忘了各种事情，更晚一些回到宝宝的身边。就这样，逐渐延迟回到宝宝身边的时间。

不过，使用这种方法时，必须遵守约定，一定要回到宝宝的身边。另外，回到宝宝的身边后，一定要表扬宝宝是一个人等妈妈的。即使宝宝好像睡着了，也要遵守约定，回到宝宝的身边。

¤看起来是好办法，却很难成功

我要介绍一些进行睡眠训练时，出现的失败可能性较高的情况。

第一，哄宝宝睡觉的时间晚！如果宝宝们累了，就会出现过度觉醒的状态，从而加大睡不好觉的可能性。

第二，不哄宝宝睡午觉！这样做会加大宝宝睡不好觉的可能性，其原因，与哄宝宝睡觉的时间晚一样。

第三，“再大一点儿就会喜欢睡觉了，不用管！”这是奶奶们经常说的话。不过，儿时存在睡眠问题的宝宝，长大后仍然会存在睡眠问题，而且可能性更高。

第四，推车哄宝宝睡觉的方法！这种方法使宝宝立刻入睡的可能性非常高。不过，如果既辛苦又花费了很长时间，却没有训练成功宝宝如何自己睡觉，那么结果仅仅是让宝宝入睡快。

¤睡眠训练时，必须记住的事项

记住下列事项有助于进行睡眠训练。

第一，只要定下，就要始终如一地做下去。

第二，虽然希望成功，但也有可能回到原点。即使回到原点，只要继续坚持原则，情况就会好转。找一找训练期间不会使妈妈自身积压过多压力的方法。

第三，如果对没有达到预期效果的宝宝发火，只会恶化情况。

第四，找一找适合宝宝的专属方法。

第五，白天经常对小事做出表扬，让宝宝得到充分关注，这样做，宝宝才不会在睡觉的时候做出引起关注的行为。

第六，如果想减少失败的可能性，就要选择在大家的身体和精神能量充足且宝宝的状况良好时开始进行训练。

第七，已经做好的睡眠训练，也很可能因为生病或者旅行归来而变得混乱。此时，不忘初衷，重新坚持原则，情况很快就能好转。如果不想让双方感到疲惫，想再次训练成功，那么就需要妈妈将睡眠训练的原则融入自己的身体里。

为睡眠训练进行行为修正战略的例子

- 制作、粘贴睡前程序计划表
- 画出睡觉时间，贴在挂钟的旁边
- 制作奖券
- 用贴纸表扬
- 提醒时间到
- 故意制造意外，暂时从宝宝身边离开，然后再回来

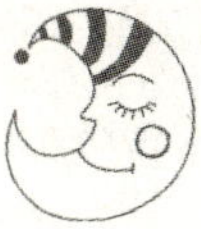

学习写睡眠日记的方法

养育两个孩子，总想着“如果坚持那么做就好了”。如果要问我最后悔的事情是什么，我会毫不犹豫地说，是没有写育儿日记。一位尊敬的前辈把珍藏的育儿日记在大儿子结婚那天交给了他。听到这件事后，我不知道有多感动。

日记不仅是人生某一段时期的记忆，也是自己和宝宝共同成长的一份纪念。

日记不仅是让自己带着满怀激动的心情回首过去的珍贵财产，对现在的自己也会有很大帮助。把自己的想法记成文字，再次翻开的时候，可以从非常客观的角度去看待，让我们转换思考的方向。日记使我们客观地回顾自己的生活，有效帮助自己改正坏习惯。

培养宝宝睡眠习惯的时候，写睡眠日记可以使宝宝迅速、轻松地养成正确的睡眠习惯。

比如说，将宝宝晚上睡觉前的过程，简单地记录下来，就可以明显看出宝宝在哪天轻松入睡，在哪天难以入睡。另外，连续几天记录下宝宝睡觉过程中醒来哭闹时，妈妈的对待方式以及宝宝的反应，这样做，以后就可以保持一贯性（前后各期保持一致，不随意改变）的态度了。

睡眠日记能对培养睡眠习惯起到极大的帮助。突发状况是培养睡眠习惯的绊脚石，睡眠日记能够帮助你充分了解突发状况产生的原因，并对其进行分析从而在第一时间找到对策。如果处理好突发状况，一两天就能恢复到本来状态；如果处理得不好，很可能会养成坏习惯。先把妈妈如何对待变化中的宝宝写下来，再次拿出来翻看时，就知道自己的方法是原则性的，还是随机应变性的了。

哄宝宝睡午觉，也可以用同样的方法进行分析。下表是睡眠日记的书写方法举例，仔细观察，灵活运用，一定可以得到令自己满意的结果。

★午觉日记★

记录宝宝几点入睡、在做什么活动的过程中睡着、在哪里开始睡觉、睡着后移动到哪里、睡了多久。连续每天记录，了解适合哄宝宝睡觉的时间以及宝宝的睡眠持续时间，这样做可以避免妨碍培养良好睡眠习惯的行为等。

入睡时间	入睡环境	入睡场所	睡觉场所	睡眠时间
13:15	看电视时	沙发上	宝宝的床上	1小时20分钟

※参考：《在不让宝宝哭的情况下，哄宝宝睡觉》

★睡前准备日记★

连续每天记录晚餐时间、活动时间、活动程度以及活动当时的噪音和照明状态等，有助于掌握宝宝睡觉准备情况是否一致，找到妨碍宝宝安稳入睡的原因。假如已经躺在床上又起来的话，还要详细记录当时的情况。

· 活动：比较活跃、中等程度、平静

· 噪音：吵闹、中等程度、安静

· 照明：明亮、稍暗、昏暗

时间	家庭活动	活动	噪音	照明
18:00	晚餐	中等	中等	明亮
19:00	洗澡	中等	中等	明亮
20:00	读童话书	平静	安静	稍暗

★夜间作战日记★

持续每天记录夜间睡眠过程中发生的事情，有助于掌握宝宝夜间醒来是否因为习惯、是否处理得当。

· 晚上开始睡觉的时间：__________

· 觉醒时间：__________

· 最长睡眠时间：__________

· 总睡眠时间：__________

时间	怎么醒的	醒了多久	怎么做的	怎么再次入睡的	睡了多久
22:40	哭着喊妈妈	15分钟	摇晃	摇晃中入睡	2小时10分钟
2:00	大声哭喊	30分钟	喂奶	叼着奶瓶入睡	3小时

★早上起床时的基本状态★

连续几天记录宝宝早上起床时的基本状态，与从前的睡眠时间作比较，就可以掌握宝宝是否睡眠充足了。

日期	早上起床时间	基本状态（状态越好，就在数值越大的数字上画圈）
8月2日	9:10	1　2　3　4　5
8月3日	8:30	1　2　3　4　5

※参考：《A clinical Guide to Pediatric Sleep》

第5章

影响宝宝睡眠和健康的重要原因

什么是婴儿腹绞痛

俊赫出生后三周前，一直像个天使一样。可是，不知道从哪天开始，一到傍晚就拼命哭。只要俊赫哭起来，不管用什么办法都哄不好，直到1个多小时后哭累了才肯停下来。本以为他睡着了，可是一会儿又开始蹬腿大哭，如此翻来覆去三四次，直到凌晨才沉沉入睡。俊赫早上起来非常乖，一到傍晚就开始哭，这种状况持续了一周，每天哭三四次，俊赫妈妈开始害怕了。试过半夜把宝宝放在车上推着哄，也背着哄过一整夜。上个月，只要到了晚上，俊赫家就会想尽一切办法安抚宝宝。

关于引起婴儿腹绞痛的原因，有很多研究。不过，到目前为止，提出的只是假说，还没有被认可的准确原因。因为不知道准确病因，所以，没有有效的治疗办法。

患有婴儿腹绞痛的宝宝们，到了晚上很难进入深度睡眠，也很难预测他们的午觉时间。没有养育过这类宝宝的妈妈，无法理解养育这类宝宝的妈妈的痛苦。幸好，虽然对婴儿腹绞痛无法采取治疗方案，不过，宝宝过了百天后，病痛就会消失。

人活着就会经历磨难，有很多事情只能任时光流逝，自己原地不动地等待。在婴儿腹绞痛问题中，最应该受关注的焦点，不是哭闹的宝宝，而是承受压力的妈妈。十月怀胎，忍受剧痛生下宝宝，面对哭闹的宝宝，自己却无能为力，只能陪着他一起哭，真是心急如焚。经常和宝宝一起哭还容易导致心情抑郁，回头想想，本来不是什么问题，也会变成大问题。

倒不如把哭闹的宝宝交给保姆或者其他家人，然后自己去散散步。这么做，无论对妈妈还是宝宝，都是非常可取的对策。

患有婴儿腹绞痛的宝宝们，患病期间无法进行睡眠训练，因此，即使病痛消失，也没有良好的睡眠习惯。还有一种情况，很难区分宝宝是因为腹绞痛哭闹，还是因为不良的睡眠习惯而哭闹。此时，观察白天的行为可以有所帮助。白天睡觉前，如果宝宝愉快玩耍的时间增加，那么很可能就是腹绞痛已经消失了，现在是不良的睡眠习惯在作祟。

什么是胃食管反流病

恩西两个月了，可是，几乎没有好好躺在被窝里睡过觉。恩西妈妈根据育儿书上说的，曾经试图多次让她躺着，哄她睡觉。可是，不管是白天还是晚上，只要她躺着，就会大哭起来。而抱着她哄，她就会安安静静地睡着，无论如何都没办法让她躺下。有一天晚上，恩西妈妈受不了了，带着恩西去兜风。根据哄宝宝睡觉的要领，把恩西放在车上，结果，没过几分钟恩西就睡着了。恩西妈妈想，不坐车，把恩西放在座椅上是不是也可以呢？有一天，恩西妈妈把座椅拿回房间，让恩西斜坐在座椅上哄她睡觉。结果，恩西比躺着睡觉，睡得更好。恩西妈妈想，干脆把脑子里的睡眠训练的重要性和方法等内容全部清空。

为了给恩西打预防针，恩西妈妈来到诊疗室。听完她的诉苦，我就问她，恩西是不是经常吐。恩西妈妈回答说，把她扶起来，要抱她时，她经常吐奶，还经常放臭屁。

新生儿即使没有毛病，也会经常吐奶。出生后未满1周的宝宝中，有85%每天吐一次以上。出生后未满6周的宝宝中，也有10%以上，即使没有成长问题，也会偶尔出现呕吐症状。

宝宝看起来没有生病，却经常吐奶，很可能是患有胃食管反流病。

食物通过食道进入胃中，在食道和胃分界的部分有阻止食物再次返回食道的括约肌。如果括约肌的机能未成熟，已经通过食道进入到胃的奶或其他食物会反流回来，我们把这种现象叫做胃食道反流病。新生儿中，有很多宝宝因为括约肌未成熟而出现胃食道反流症状。

患有胃食道反流病的宝宝很难躺着入睡。宝宝坐着的姿势，可以利用重力，减少从胃里向食道流进奶的可能性。如果让宝宝躺着，胃和食道处于同一水平位置，会大大增加反流的可能性，这就是宝宝难以躺着入睡的原因。如果出现反流症状，宝宝无法入睡，妈妈常常会立着抱宝宝睡觉，而这样做，往往会导致宝宝把妈妈的怀抱当成睡眠联想。

你有过因消化障碍而打嗝，引起身体不舒服的情况吗？宝宝患有胃食道反流病的痛苦与其相同。很多患有胃食道反流病的宝宝，不是突然一次性吐很多，而是每次吐一点点。也有很多宝宝不吐，只是难受。如果抱起宝宝，宝宝就像弓一样，身体向后弯，还会一边哭一边放出难闻的屁，甚至排出绿色大便。

胃食道反流病常见于宝宝1个月至4个月之间，基本上，它只是一种成长阻碍，很少出现严重病情。就像婴儿腹绞痛一样，宝宝6个月以后就会自动恢复正常。也许，恩西妈妈的痛苦马上就要结束了。

你是说要坐等6个月，什么都不做吗？稠一些的食物比液体类食物引起反流的可能性更小，出于这一点考虑，有几种可以帮助宝宝的办法。用米汤做断奶食品，比用奶粉做断奶食品所引起的反流情况少，因此，如果宝宝没有过敏性皮炎，可以从宝宝4个月初开始，用米汤做婴儿断奶食物。

断奶食物开始前，可以通过减少每次吃奶的量、增加吃奶的次数来减少反流症状。如果症状严重，防止反流专用奶粉可以起到帮助。向奶粉中加一点淀粉，使其变稠，也可以有效防止反流症状。当然，也有预防反流症状的药物。难以处理时，可以去儿童医院与医生商议。

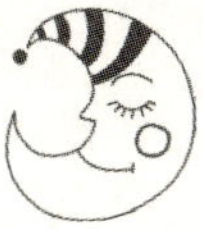

我们家的宝宝是猫头鹰型

涩琪小姐的宝宝本来一直睡得很好，可是，出生1个月后，突然发生变化。宝宝白天睡得很好，到了晚上，几乎每隔1个小时醒一次，哭着让妈妈抱。就这样，一整夜反复吃东西和哭闹。1个月后还是持续这种情况，涩琪小姐下定决心开始一项大工程，就是把他改造成白天玩、晚上睡觉的宝宝。

宝宝早上起床后，涩琪小姐马上把他抱到阳光充足的客厅窗边，让他躺下听音乐，然后自己去做家务。偶尔大声跟着音乐唱歌，还经常拜托娘家母亲过来抱抱宝宝，陪他玩。到了晚上，把家里的光线调暗，把电视的音量调小，说话时也尽量小声。经过一周的努力，宝宝终于明白了，白天是活动时间，晚上是睡觉时间。

太阳升起时，是人们的活动时间。漆黑一片时，是人们的睡觉时间。不幸的是，有些宝宝总是很晚才明白这个常理。如果有办法，可以一下子改变这种让妈妈疲倦无比的习惯，该有多好！

不过，宝宝出生后2～3周内，妈妈只能陪宝宝一起当猫头鹰。除了等待，别无选择。如果出生后1个月，宝宝还是猫头鹰型，那么大家就应该想点对策了。

不管宝宝晚上睡得多不好，妈妈白天都不能抬着脚后跟轻轻地走路，电话铃声也要像平时一样，即使吵闹，也要让宝宝正常活动。可以的话，多陪宝宝一起玩。如果宝宝睡得太久，就把他叫起来，喂他吃东西。

白天，宝宝所在的空间要保持明亮，强调此时是明亮的白天。到了晚上，尽可能只打开小夜灯，把房间变暗。晚上，绝对不可以和孩子兴奋地玩耍，要让宝宝知道此时需要安静。

什么是过渡对象（超级喜爱的物品）

2岁的韩西不管去哪，都带着那个又小又软的小狗娃娃。即使在医院接受检查，也绝不放下那个娃娃，哪怕是一瞬间。据韩西妈妈说，有好几次外出的时候忘了带它，韩西非得吵着回家取。

有很多宝宝都有超级喜爱的物品。最近研究结果显示，满周岁前，有60%以上的宝宝都有一个自己超级喜爱的物品。宝宝喜爱的物品大多是柔软的洋娃娃。除此之外，宝宝们还总是被各种各样的东西夺走自己的心。智妍可能认为，自己吃奶时穿的衣服非常珍贵，所以，一直带着自己周岁前穿的衣服，直到上小学。

宝宝迟早要离开妈妈，自己独立。在独立的过程中，宝宝会感到非常不安，因此，会带着这种可以安慰自己的对象。专家把这种物品叫做“过渡对象（transitional object）”。

完全没有过渡对象，不一定会成为问题。不过，如果宝宝带着适当的过渡对象，那么，在没有妈妈的情况下，也不会感到不安。妈妈帮他找一个过渡对象也不错。因为，有过渡对象的宝宝们，即使没有妈妈在身边，也可以和过渡对象一起安稳入睡，过渡对象非常有助于宝宝自己睡觉。

对于只想在妈妈的怀抱里睡觉的宝宝，给他创造一个过渡对象，就可以让他在没有妈妈的情况下，与过渡对象一起睡觉。给宝宝喂奶或者抱着宝宝的时候，将可以成为过渡对象的柔软物品放在宝宝的手上。摔倒、哭泣，或者见到陌生人的时候，也一定要让宝宝带着过渡对象。经常这样做，宝宝就会自然而然地在不安或不舒服的情况下，寻找那个过渡对象。

韩范刚满周岁，如果躺下睡觉，一定会把自己的头发缠在手指上绕。韩范妈妈和我为了纠正这个坏习惯，面对面商量出来的结果就是利用过渡对象。开始的时候，如果韩范开始把头发缠在手指上，韩范妈妈不去理会那只绕头发的手，而是把适合的过渡对象——小熊娃娃放在另一只手上。过了一两周，当感觉到韩范和小熊娃娃变得亲密时，如果韩范绕头发，就轻轻地把他的手放下，让他接触小熊娃娃。几周后，当家里来陌生的客人时，韩范没有用手指绕头发，而是立刻回到房间，拿出了那只小熊。最后，韩范感到不安的时候，不再用手指绕头发，而是找到了可以安慰自己的对象。

创造过渡对象时，要考虑到清洗问题，一定要准备两三个相同的物品。洋娃娃也需要清洗和晾干。如果突然没有了过渡对象，告诉宝宝他需要一个人待着的话，他是绝对无法理解的。

如果妈妈经常喂宝宝、哄宝宝，那么，要想把过渡对象利用到睡眠习惯中，就要选择有妈妈气味的物品。这样做，可以增加成功的可能性。其中，有特别多的宝宝特别喜欢妈妈喂奶时穿的衣服。

我见过很多父母，他们担心孩子会不会对过渡对象产生强烈的依赖感。宝宝和成年人不一样，他们对某事物产生依赖的情况非常鲜见。大部分宝宝不会对过渡对象过于执着，最晚在上学的时候就会脱离。假如，宝宝每次去儿童之家的时候，都要带着过渡对象，当过渡对象变成问题时，先和宝宝协商，只把过渡对象放在包里，不拿出来。

如此，逐渐让宝宝早上在玄关门前和过渡对象道别。如果过早清除宝宝的过渡对象，引起病态执着的可能性反而会更大。

安抚奶嘴对宝宝有好处吗

智勋4个月了，如果没有安抚奶嘴，他绝不睡觉。智勋吮吸安抚奶嘴特别厉害，嘴唇都起泡了。智勋妈妈费尽心思，使用各种办法，想让智勋在没有安抚奶嘴的情况下睡觉。可是，只要把奶嘴从他的嘴里拿出来，他就会悲伤地大哭，智勋妈妈已经无可奈何了。娘家母亲告诉智勋妈妈不用理会，不过，智勋妈妈还是非常担心。

关于安抚奶嘴对宝宝是否有害，大家议论纷纷。每对父母都持有不同意见，有的父母认为可能对牙齿不好，有的父母认为无法脱离口腔期（又称口欲期，是一个心理学名词，用来描述孩童成长过程中的一个时期。这个时期约发生在婴儿出生后0～18个月，在此期间，婴儿专注于嘴里的事物）有害身心健康，也有父母认为到处叼着奶嘴的样子不好，等等。事实上，对于专家的意见，很多人选择推后或者不采纳。

有很多宝宝叼着安抚奶嘴睡觉，为什么有些宝宝长大后可以轻易放下，有些宝宝却那么执着，就是不肯放下呢？

有些宝宝喜欢吮吸的感觉，用嘴吮吸东西可以令他们感到安心。这类宝宝很可能长期吮吸安抚奶嘴、自己的手指，或者自己的过渡对象。在这种情况下，让宝宝吮吸安抚奶嘴，无论是从卫生方面来说，还是对日后彻底调整吮吸习惯，都比吮吸手指有利。

不过，如果想使用安抚奶嘴，请只在睡觉的时候使用。只在宝宝开始入睡的时候给他吮吸安抚奶嘴。宝宝醒后，不要把它放在宝宝的身边。只把安抚奶嘴当成哄宝宝入睡时使用的道具。

每个专家的意见略有不同，如果为了让宝宝入睡，将安抚奶嘴当成睡眠联想，我也同意。宝宝到4岁前都可以这样做。假如勉强提早把安抚奶嘴藏起来，宝宝可能养成吮吸手指的习惯，想改正这个习惯比改正吮吸奶嘴难百倍。

当宝宝认为安抚奶嘴是睡觉的必备物品时，就会出现一个问题，那就是宝宝每次醒后，在没有安抚奶嘴的情况下，将无法再次入睡。人类进入到深度睡眠后，肌肉松弛，因此，当宝宝进入深度睡眠后，安抚奶嘴会自动从嘴里掉下来。因为宝宝没有能力自己把掉下来的奶嘴放回嘴里，所以，直到6个月，他会醒来哭着请求妈妈的帮助。

如果非要比较的话，宝宝在睡觉过程中醒来后，叼安抚奶嘴远远好于抱着摇晃或喂食。而且，宝宝再大一点儿的话，就可以在没有妈妈的情况下，自己解决这件事。也就是说，为了依赖安抚奶嘴睡觉的宝宝，妈妈忍过艰难的6个月是值得的。

有些妈妈把安抚奶嘴用线穿起来，挂在宝宝的脖子上，这种行为是极其危险的。因为，宝宝醒来后，会为了找到奶嘴而挣扎，在挣扎的过程中，很可能会使线缠在脖子上。不如，白天的时候经常和宝宝一起玩找奶嘴游戏，经常做这个游戏有助于宝宝自己迅速找到奶嘴。

宝宝已经4岁了，还是坚持不肯放下安抚奶嘴。此时，要对宝宝解释清楚，即使宝宝哭，也到应该离开奶嘴的年龄了。这时可以运用“强化战略”，在枕头边偷偷地放一件宝宝喜欢的礼物。西方国家的父母这样对宝宝解释——精灵把安抚奶嘴拿走了，送来了另一样礼物。

你知道婴儿猝死综合征吗

婚后一直为不孕烦恼的京敏小姐常常去不孕门诊，经过不懈努力，终于在结婚5年后，得到了一个珍贵的女儿。不知道是不是过于努力工作，宝宝比预产期早出生1个月。不过，体重超过2千克，健康状况良好，没有什么好担心的。宝宝百天时，不知道是不是因为与很多人接触，使宝宝感到疲惫，过了百天，宝宝突然发烧，有些轻微感冒。那是宝宝出生后第一次生病，京敏夫妇非常担心，幸好，过了三四天，宝宝就退烧了，像从前一样吃得好、开心地笑。那天晚上，全家才放下心。京敏小姐因为生病的宝宝，已经几天没有好好睡觉了，宝宝刚睡着，京敏小姐就躺在床上睡熟了。因为宝宝没有醒来哭闹，京敏小姐睡了一个久违的好觉，睁开眼睛一看，已经是清晨了。因为睡得好，京敏小姐的心情也很好，“我们家的宝宝，现在就开始晚上不起夜了吗？”京敏小姐觉得很神奇，走到宝宝身边后，却感到有些奇怪。靠近她，想要抱她，可宝宝完全不动，手脚冰凉，完全没有呼吸了。京敏小姐抱着宝宝跑到急救室，可是，宝宝已经死亡四五个小时以上，无法再进行任何抢救措施。

京敏夫妇无法相信好好的宝宝突然死亡，他们认为，可能是因为前几天吃的感冒药导致宝宝死亡，虽然不愿意，还是决定做尸检。尸检结果显示，任何人都不用对宝宝的死亡负责，因为，宝宝的死亡原因是无人知晓的“婴儿猝死综合征”。

世界上没有什么比失去宝宝更令人伤心欲绝的事情了。特别是在不知道死亡原因的情况下，什么能与那种打击相提并论呢?

未满周岁的婴儿本来很健康，突然在睡觉的时候停止呼吸，做过现场调查和尸检等一切可以做的努力，但是，仍然无法查出死亡原因，我们把这种死亡叫做“婴儿猝死综合征”。

专家认为，那可能是多种综合性因素共同作用的结果。有人认为，宝宝们的大脑还没有完全发育，正处在旺盛发育的时期，处在这个时期的宝宝们，他们的死亡率很高。人们在睡觉过程中，如果突然难以呼吸，就会惊醒，尽全力挽救自己。虽然宝宝们在某种程度上也有这种能力，可是，有些宝宝在睡觉过程中，在氧气供给不足的情况下，觉醒能力不足。有人推测，假如这类宝宝处于氧气供给不足的状态下，就会死亡。

韩国国家科学调查研究院发表，在韩国，大约每1万名婴儿中，就有3名婴儿猝死。虽然没有阻止可怕的婴儿猝死的办法，不过，我相信，以下婴儿猝死综合征的相关资料，会对大家有所帮助。

¤ 易发生婴儿猝死的情况

① 出生后2~4个月之间

② 患发热疾患后

③ 寒冷季节

④ 早产儿

⑤ 趴着或侧躺着睡觉

⑥ 过热的环境

⑦ 和父母在一个床上，或者盖一张被子

⑧ 父母吸烟

¤ 预防婴儿猝死的方法

① 保持正确的睡眠姿势。让他平平正正地躺下，面向天花板。如果担心后脑勺扁平，宝宝醒着的时候，让他趴着玩。喂奶的时候，也要左臂和右臂交替。

② 即使和父母一起睡觉，也要单独使用褥子和被子。为了避免父母似睡非睡时伤到宝宝，父母与宝宝之间应该保持50厘米以上的距离。

③ 饮酒后、吃过安眠药以及过于疲劳的情况下，不要在宝宝的身边睡觉。

④ 注意床上用品的使用。避免使用软绵绵的褥子。此外，再薄的被子也有可能盖住宝宝的脸，请固定住被子的边角。给宝宝盖被子时，将被

子夹在宝宝的腋窝下，不要让被子往上移动，以免盖住宝宝的脸。

⑤ 虽然不知道确切原因，不过，母乳喂养可以减少婴儿猝死的可能性。

⑥ 不要一边喂奶，一边哄宝宝睡觉。叼着乳头或奶瓶入睡的情况下，如果吐了，很容易导致窒息。因此，千万不要在宝宝含着乳头或奶瓶的状态下哄他睡觉。注意喂乳后，让宝宝打完嗝再哄他睡觉，这样宝宝就不会吐了。

⑦ 注意不要在太热的房间哄宝宝睡觉，也不要在宝宝的身边吸烟。

⑧ 宝宝睡觉过程中会无意识动弹，可能会把脸埋起来，所以，请将一切构成威胁的东西全部清理掉。将成年人的枕头放在宝宝的身边，使宝宝不会翻过去。把垫子或衣服等物品放在宝宝的附近非常危险。

曾经发生过一件令人非常心痛的事情。有一个刚会抓着东西站立的宝宝，有一天晚上，宝宝在床上一个人睡觉，突然醒了，宝宝像平时一样抓着床的栏杆站起来，可是，恰好栏杆上有一条大毛巾，宝宝一碰到毛巾就抓住了，和毛巾一起摔在床上，宝宝无法拿掉盖在脸上的毛巾，最后窒息身亡。这件事已经过去10年了，不过，每到晚上，失去宝宝的父母还是会打冷战。

第6章

午觉和夜间睡眠一样重要

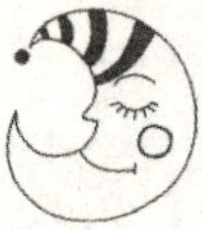

宝宝的午觉比成年人的午觉更重要

贺得8个月了。从出生开始，他和其他宝宝比起来就属于睡眠少的类型。从某种程度上讲，虽然晚上的睡眠时间长，但是，白天从来没有一次睡觉超过30分钟。花了很长时间，好不容易才把他哄睡，结果没过多久又醒了。贺得妈妈特别担心，如此不睡午觉，是否真的没关系呢？

秀敏15个月了，不知道从哪天起，一点都不想睡午觉。到了犯困时间，反倒更加活跃，到处乱跑。虽然想强行哄她睡觉，可是，秀敏现在的体重增加了，想强行抱着她，哄她睡觉非常难。打开电视，秀敏看一会儿就能睡着，或者让她在推车里面睡觉。如果秀敏妈妈想哄她睡觉，就要打开电视。

什么样的睡眠习惯才算是健康的睡眠呢?

对宝宝们来说，健康的睡眠习惯是指：第一，可以充分恢复身心的睡眠；第二，整晚不醒的睡眠；第三，按计划进行的睡眠；最后，充足的午觉。

据说，拿破仑在战争中也保持短暂的午睡习惯，从而缓解紧张，恢复活力。听说过欧洲的几个国家有法定午睡时间吧？大家都有这样的经历，白天的时候，大家抽出一点时间小睡，就会变得非常轻松，下午做事的时候注意力才能更加集中。

午觉对成年人来说都如此重要，对宝宝们来说就更加重要了。因为，即使晚上睡眠充足，到了下午活力和注意力也会下降，这种现象在宝宝身上更严重。午觉不仅对5个月宝宝的注意力有巨大影响，对其耐心也有巨大影响。越是难对付的宝宝，越应该努力哄他睡午觉，这样做，对宝宝是非常有益的。

宝宝的午觉对学习也有很大影响，因为，不只是活力和注意力受午觉影响，记忆力和认知接收能力也受午觉的影响。

曾经在网上看到过一个视频，视频中妈妈让一个睡意蒙眬的宝宝学习，那个宝宝露出了可爱的厌烦表情。虽然是以搞笑为目的上传的视频，不过，我看过以后依然很吃惊。如果想让宝宝学习，就要先好好哄他睡觉，然后再制订学习计划。

¤午觉的重要性

午觉对心情和性格变化也有重大影响。成年人睡眠不足，都很难保持好心情，更何况是宝宝。如果宝宝睡眠不足的话，就更加难以保持好心情。睡午觉期间，消除压力和紧张的激素分泌旺盛。也就是说，如果没有睡午觉，就会增加宝宝的厌烦情绪，还可能会因不安情绪引起过激行为。即使强迫，也要让宝宝睡午觉。如果不让他睡午觉，那么，妈妈岂不是太累了？

午觉不仅能补充不足的夜间睡眠，还有与夜间睡眠不一样的作用，因此，不应该过低评价午觉的作用。当然，虽然一天没睡午觉的宝宝不会出现什么问题，不过，如果经常错过午睡时间，宝宝很可能会越来越烦躁，变成难对付的宝宝，或者变成注意力非常不集中的宝宝。

让宝宝睡午觉的另一个重要原因是为了养育宝宝的妈妈。妈妈也是人，如果累了，很容易丢失原本优秀的品性。疲倦的妈妈和难对付的宝宝之间会产生不良影响，最终，导致两人的关系变差。也许，宝宝的午觉对妈妈来说更重要。另外，身心健康的妈妈才能更好地抚养宝宝，因此，午觉最终还是为了宝宝。

¤最适合哄宝宝睡觉的场所

宝宝们越大，好奇心就会越强，因此，如果周围环境嘈杂，宝宝便不愿休息而是想去探索。也就是说，安静的场所，更加有助于宝宝睡午觉。如果宝宝是新生儿，虽然在哪里哄都没关系，但最好像晚上哄宝宝睡觉一样，哄宝宝睡午觉。

¤午觉，睡多久比较好

每个人需要的午觉量不同，即使是双胞胎也是不一样的。美国睡眠学会2004年的问卷调查资料显示，大部分新生儿的午觉时间为一次3个小时以上。

宝宝越大，午觉的持续时间就越短。因此，过了周岁后，大部分宝宝的午睡时间为一次2个多小时。虽然午睡时间随着宝宝的成长而缩短，不过，未满1个小时的午觉绝对无法充分消除宝宝的疲劳。如果宝宝的午觉时间是每次30分钟，却仍然可以保持最佳状态，那么，可以认为他本来就是一个睡眠少的宝宝。即便如此，也请尽可能让宝宝睡1个小时以上。

应该几点睡午觉

宝宝出生后3个月左右，很可能就有固定的午睡时间了。因此，在下列两种方法中选择一种方法哄宝宝睡午觉吧！

第一，先了解宝宝犯困的时间，然后，从下次开始在相同时间哄宝宝睡觉。

基本上，早上起床的时间决定午觉时间。早起的宝宝会在9点前睡第一次午觉，晚起的宝宝中，大部分会在10点前睡第一次午觉。到了18个月时，每天开始睡一次午觉。大部分宝宝的午觉时间是下午1点左右。

如果想固定午觉时间，只要连续几天在同一时间午睡，就会逐渐稳定，这时，你会惊讶宝宝的犯困时间有多么一致。伟大的哲学家康德说过，通过早上散步的时间，就可以了解那个人的生活规律。

第二，按照固定时间间隔哄宝宝睡午觉。大多数宝宝到了3个月，每次睡午觉的间隔时间约为3个小时。出生时体重轻或早产的婴儿吃得少、醒得快，体重重的宝宝每次吃得多，可以睡3个半小时至4个小时。

过了百天的胜民每天早上6点起床后马上喝奶、玩耍，上午9点30分开始睡第一次午觉，睡1个小时左右，10点30分起床，喝完奶，再玩一会儿，到了下午1点30分的时候，进入第二次午觉时间。

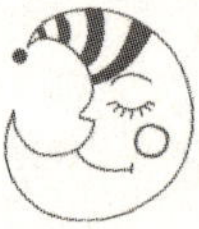

宝宝们每天应该睡几次午觉

随着宝宝们的成长，他们的午觉持续时间和次数都会发生改变，提前做好心理准备，就可以轻松对待这种变化。引用美国睡眠学会的问卷调查，一半以上的宝宝在出生后5个月前每天睡三次以上午觉；11个月前，约75%的宝宝每天睡两次午觉；过了周岁以后，宝宝的睡眠次数开始减少，约90%满18个月的宝宝每天只睡一次午觉；3岁后，约有一半的宝宝根本不睡午觉。

记住宝宝午觉次数变化的两次重要时间。第一次是两次午觉向一次午觉转变的时间，快的，是在宝宝周岁的时候；慢的，也在两周岁以前。第二次是几乎不睡午觉的时期，大约到了3岁，大多数宝宝开始不睡午觉。

¤午觉次数减少的信号

上午没睡觉也不太哭闹、不累，下午睡觉时间增长。而且，即使强行哄宝宝睡觉，他也无法入睡。

¤轻松减少午觉次数的方法

最简单的方法是，上午不要哄睡觉，陪他玩，下午宝宝累了以后，再哄他睡觉。如果为了送他去儿童之家，或者有其他原因需要加速减少上午睡觉的次数，那么，试一试每天让他晚睡15分钟。如果宝宝不易改变睡眠状态，就让他第一天睡两次，第二天睡一次，第三天睡两次，第四天睡一次，用这种方式改变他的睡眠状态。

因为要去儿童之家，不得不提前让宝宝每天睡一次午觉，如果是这种情况，可以在周末的时候，让宝宝睡两次。

到了每天睡一次午觉的时候，最好把午觉时间和午餐时间联系起来。用胜民的午觉时间举例，胜民12点吃午饭，刷牙后躺在床上，如果给他读童话书，唱摇篮曲，他就睡着了。

要注意，如果宝宝午觉睡得太晚，晚上睡觉的时间就会延后，这样就会毁掉睡眠计划。因此，下午4点以后，最好不要哄宝宝睡觉。如果宝宝从儿童之家回来后非常困，4点左右要睡觉，那么，可以让他睡一会儿就把他叫醒。可能的话，通过洗澡、堆积木等不需要太多能量的游戏，让宝宝不睡午觉，这样做有助于让宝宝睡好晚上的觉。

另外，考虑到睡午觉有很多好处，因此，不要过早结束宝宝的午觉。

不要认为已经几天没睡午觉，就是到了可以不睡的时期。再试着哄几次，如果怎么都不睡，那才是到了不睡午觉的时期了，这样做更明智。

¤即使不睡午觉，也要休息

不睡午觉的成年人到了午后会感到身体无力，办事效率下降。宝宝们也一样，不需要睡午觉的意思，不等于不需要休息。

午觉时间，即使不睡觉，也要让他在房间里一个人安静地玩玩具。如果非常累，宝宝也会睡一会儿午觉。就算不睡午觉，安静的时间也可以让宝宝恢复能量。

贺英妈妈说，贺英不睡午觉，从儿童之家回来后，吃完零食，就会回到房间一个人安静地玩玩具。开始的时候，只玩五分钟就哼哼唧唧地找妈妈。渐渐地，贺英开始享受这个时间，一般可以一个人玩30分钟以上，妈妈可以利用这段时间准备晚饭。这样很好。

¤午觉减少后，晚上的睡觉时间也会稍有变化

如果不睡午觉，晚上就会提前疲惫，最好把晚上睡觉的时间提前。因为，这样做才能保证必需的睡眠量。

¤到了4岁仍然睡午觉，晚上很晚睡

在宝宝还睡午觉的时期，稍稍延迟晚上睡觉的时间也没关系。如果担

心会毁掉睡眠计划，既让宝宝睡午觉，也让宝宝保持晚上睡觉时间一致，可以采取午休时间不睡觉、只休息的方法。晚上，让宝宝在床上自己安静地玩一会儿，不过，这个时间不宜过长，定下闹钟，闹钟响起的时候，收起玩具，让宝宝躺下睡觉。

¤需要进行午觉训练吗

如果很难哄宝宝睡午觉，可以进行与晚上睡觉一样的训练。想同时进行晚上睡眠训练和午觉睡眠训练很难，因此，可以先进行晚上睡眠训练，再进行午觉睡眠训练。在几种睡眠习惯不好的情况下，进行睡眠训练的原则是，第一，哄睡觉；第二，晚上暂时觉醒时，训练他自己入睡；最后就是午觉。

很多人好奇宝宝的午觉次数和午觉时间是否充足。下面是根据宝宝们的平均午觉次数和午觉时间以及夜间睡眠时间制成的表格。不要忘记，比起宝宝是否符合平均睡眠时间，更重要的是，宝宝醒着期间是否舒服，是否容易入睡且睡得香。

⊙白天和夜间平均睡眠时间

年龄	午觉次数/次	午觉总时间/小时	夜间睡眠时间/小时	午觉和夜间睡眠时间的总计/小时
12个月	1～2	2～3	11.5～12	13.5～14.5
18个月	1～2	2～3	11.5～12	13～14
2岁	1	1～2.5	11～12	13～13.5
2岁半	1	1.5～2.5	11～11.5	13～13.5
3岁	1	1～1.5	11～11.5	12～13
4岁	0～1	0～1	11～11.5	11～12.5
5岁	0～1	0～1	11	11～12

※本时间表是平均时间，不仅仅代表连续睡觉及中间不醒的时间。

请这样进行午觉训练

掌握午觉训练的方法对很多方面都有帮助。请参考下面的午觉训练方法吧！

第一，观察宝宝的状态，了解宝宝开始犯困的时间。最晚到9个月的时候，宝宝就会在同一时间睡午觉。仔细观察，就可以找出适当的午睡时间。如果很难掌握容易哄宝宝入睡的时间，那么，可以每2～3个小时为间隔，哄宝宝睡觉。在同一时间让宝宝躺在被窝里，当宝宝体内的生物钟适应了那个时间，宝宝就会容易在相同时间入睡了。

第二，进行与晚上完全一样的睡前程序。不过，如果想保持完全一样，需要花费很长时间，那么，把睡前程序缩短就容易多了。程序完全一样，只是缩短每个步骤的时间。如果解决了晚上的睡眠问题，宝宝就会很容易接受午觉。

第三，像晚上一样哄宝宝睡觉，在宝宝醒着的状态下，让他躺在床上。当然，这个阶段是最难的。开始的时候，宝宝会哭着找妈妈。还记得宝宝晚上醒来时，需要做的动作要领吗？此时，进行一模一样的动作就可以了。

白天的时候，宝宝没有晚上累，因此，午觉训练比夜间睡眠训练更难。如果哄了30分钟，甚至1个小时，宝宝都不肯睡觉，一直折腾，那么，可以认为“原来宝宝不困啊，去玩吧”，然后，让宝宝在午觉时间以前保持清醒。

如果明明已经很困，却哄了30分钟都不睡觉，就让宝宝再玩20分钟，然后，重复和之前相同的动作要领。妈妈绝对不要先放弃，把奶嘴放进宝宝的嘴里或者抱着宝宝。只要妥协一次，晚上也会跟着失败。

如果错过了宝宝的午睡时间，为了调节宝宝的睡眠节奏，直到下次午睡时间前，不要哄宝宝睡觉。如果宝宝过度疲劳，需要睡两次午觉，就把第二次午睡时间稍微提前。如果宝宝只睡一次午觉，就把晚上睡觉的时间提前。

如果午觉训练困难，就要从第一个阶段开始，有条有理地进行，这才是明智的战略。开始时，哄宝宝在同一时间睡觉，当这一步完成后，宝宝开始形成睡眠意识，睡眠意识形成后，接着进行最难的第三阶段。

刚开始进行午觉训练时，抱着宝宝，宝宝才能睡着。看起来，如果让他一个人躺着，他会睡得更好，可是，把他放下后，没过多久他就起来了。这种情况和晚上暂时觉醒相似。如果晚上可以自己再次入睡，那么，午觉也能渐渐变长。如果现在还没有解决宝宝晚上醒来后无法自己再次入睡的问题，就抱着他或者给他安抚奶嘴，让他继续睡觉。

¤在儿童之家睡得很好，在家里却不睡

这句话是说，宝宝在必须睡觉的情况下能够睡觉，可是在家里却不睡。在这种情况下，询问一下儿童之家如何哄宝宝睡觉，试一试做和儿童之家一模一样的动作。如果相反，宝宝在家里睡觉，在儿童之家却不睡，那么，就把在家里哄宝宝睡觉的方法告诉儿童之家的老师，和老师商量好办法。

¤21个月开始，宝宝会转变成睡得久的宝宝

有比较敏感且睡眠少的宝宝，也有睡眠多的宝宝。到了21个月，社会因素比生物学因素对睡眠习惯的影响更重要。因此，即使是睡得少的宝宝，经过父母的训练，也可以变成睡得久的宝宝。相反，本来睡得多的宝宝，也可以变成睡得少的宝宝。

第7章

解答养育宝宝过程中最关心的问题

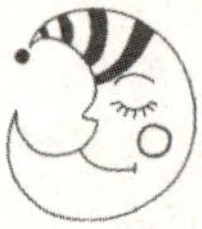

母乳喂养对睡眠有特殊影响吗

智妍妈妈抱着非常像自己的女儿，认为自己为了这个女儿可以牺牲一切。出生后6个月以前，完全母乳喂养，晚上一次都没让宝宝离开过自己的怀抱。可是，过了6个月，智妍妈妈的忧虑变多了。智妍吃奶的量太少了，睡觉时吃的母乳几乎就是全部，而且，无法进入深度睡眠。经过了解，虽然智妍一直保持均衡的体重，可是脸色却相当苍白。另外，智妍晚上无法熟睡，白天经常哭闹，看起来比其他宝宝力气少。

智妍现在处于什么状况呢？为什么比其他宝宝更易醒呢？

第一，母乳喂养的宝宝比奶粉喂养的宝宝每次睡觉的时间短，断奶前需要更多时间和忍耐。

这可能是因为母乳比奶粉更易消化，所以不得不经常吃。虽然并非总是那样，不过，奶粉喂养的宝宝，在出生后两个月左右就能一次睡3个小时以上。而母乳喂养的宝宝，很可能还是每两三个小时醒一次，找奶喝。

育儿专家们对此提出建议，可以进行似睡非睡喂乳（补充喂奶）。似睡非睡喂乳是指，妈妈睡觉前，强行将奶头轻轻地放进宝宝的嘴里，让宝宝吃奶。宝宝们的嘴唇只要接触到奶头，即使不饿也会多少吃一点。

母乳喂养的宝宝们，可能产生睡眠问题的第二个原因是，一边吃奶一边入睡的可能性大。吃奶睡着的宝宝，在他的大脑中，形成了乳头与睡觉之间的强烈联想。这种不良联想一旦形成，处于成长睡眠周期的宝宝半夜醒来后，将无法自己再次入睡，必须含着妈妈的乳头才能睡着。

宝宝无法进入深度睡眠的第三个原因如下。大家睡觉前水喝得多，也会经常醒来去卫生间吧？任何人吃了液体性食物，都会迅速转换成小便，积储在膀胱里。如果膀胱里的小便满了，即使是穿着尿不湿的宝宝们，也会受到影响。

另外，如果宝宝把妈妈的乳头当成睡眠联想，醒了以后，就必须含着乳头才能再次入睡。不良睡眠联想加上积满小便的膀胱，会有什么结果呢？因为膀胱满了，宝宝会醒，醒了以后，要吃奶才能再次入睡，是吧？吃完奶后，膀胱又会满了。如此，宝宝整夜反复恶性循环，睡眠就会受到阻碍。

如果宝宝在睡觉过程中吃奶，就会在夜晚吸收大部分必需热量。这样，白天的时候，宝宝自然会不爱吃奶。可是，智妍妈妈没有想到，宝宝睡觉的时候已经吃了很多，所以，白天又强行喂奶。就这样，宝宝认为吃东西与被强制学习一样，是件受折磨的事情。最后，连断奶食物都不吃了。

¤母乳喂养导致宝宝贫血的原因

那么，宝宝为什么会贫血呢？宝宝无法进入深度睡眠、没有力气、经常哭闹，与贫血有什么关系呢？

完全母乳喂养的宝宝，比奶粉喂养的宝宝更易出现贫血症状。因为，宝宝出生后近6个月左右，造血的营养素——铁，只靠母乳补充是远远不够的。母乳中的铁的确易吸收，不过奶粉中含有的铁成分更充足，因此，即使不单独补铁，也可以减少贫血情况的发生。

宝宝们从妈妈的肚子里出来时，身体虽然罕有充足的铁成分，不过，完全喝母乳的宝宝长到6个月左右时，单靠母乳远远不能补充宝宝需要的铁成分。不管吃得怎么多，都无法充分补充。

大部分完全母乳喂养的宝宝到了6个月时，开始吃断奶期食品。如果开始吃断奶期食品，就要加快进度，马上添加铁含量多的肉给宝宝吃。如果没有及时添加含铁食物，宝宝的缺铁性贫血就会立即恶化。

智妍妈妈说，智妍不仅脸色苍白，睡不好觉，看起来没有力气，而且经常哭闹。这可能就是缺铁引起的症状。我们了解一下，宝宝缺铁会导致什么问题。

¤铁成分的作用

铁成分在人体内最重要的作用是造血。详细地说，要想制造血液内的红血球，就必须有铁成分。红血球在人体内无处不在，为我们供给氧气，铁成分不足会导致红血球的数量不足，或者无法制造完整的红血球。在这种情况下，身体的活力就会下降。

铁成分除了制造红血球外，还有另一个重要的作用。铁成分对制造能量具有催化作用，也能干预制造各种免疫反应需要的酶。千万不要忘记一个非常重要的事实，铁成分是制造神经传达物质——GABA（γ-氨基丁酸）、多巴胺以及血清素的原材料。GABA是一种可以调节行为的神经传达物质。多巴胺是与运动神经和学习有关的神经传达物质，血清素是对注意力和基本调节能力有重要作用的神经传达物质。

如果铁成分不足，在出现贫血症状前，会先出现因胃里神经传达物质不足或能量合成不足引起的症状。因此，专家表示，缺铁会导致学习能力低下。不过，就连医生也很难发现，引起这些症状的原因是缺铁。

最可怕的事情是，因GABA、多巴胺以及血清素合成不足而引起的副作用，即使给予补充，也很难找回已经失去的东西。

智妍妈妈真的是费尽心思，为了智妍，完全进行母乳喂养，可是，她现在才知道，奶粉喂养的宝宝可以充分地补铁，而智妍得到的却是与此相反的结果。

大家都知道，母乳喂养无论对宝宝，还是对妈妈自身，都是益处多多。近来，代表完全母乳喂养的特殊用语“完母养”（완모수，此处为流行语，直译）出现了，我也见过很多妈妈，因为自己进行“完母养”而感到无比自豪。

不过，很遗憾，从很多方面讲，完全母乳喂养对妈妈和宝宝都有不良影响。其中，最具代表性的就是上面提到的睡眠习惯和缺铁问题。

妈妈们读育儿书，努力学习，避免为宝宝制造不良的睡眠联想，不过，即使是这些妈妈们，也很难在进行完全母乳喂养的同时，避免给宝宝制造不良睡眠联想。

夜里，母乳喂养的妈妈们看着安稳熟睡的宝宝，乳头就会出现反应，不知不觉中，奶味就散发出来了。周围不断有奶味飘散，有害宝宝的睡眠健康。坚持不给宝宝喂奶的话，对宝宝来说几乎是一种拷问。

如果在母乳喂养期间培养良好的睡眠习惯，就要时刻坚持原则。如果不想在乳头和睡觉之间建立联系，就一定要把喂乳放在睡前程序的第一步。先喂奶，再让宝宝躺下，给他按摩、读童话书、唱摇篮曲。如果一直按顺序做的话，宝宝睡觉过程中醒来，即使不喝母乳，也能自己再次入睡。

在奶粉喂养的情况下，改正不良睡眠联想比较容易，但是，在母乳喂养的情况下，很难打破已经形成的不良睡眠联想。因此，从一开始，就不要制造不良睡眠联想，这一点很重要。

事实上，为了妈妈和宝宝的安全，妈妈和宝宝睡在一个房间比较好。不过，即使一起睡觉，也绝对不要一直抱着宝宝或者喂奶直到他完全入睡，因为，这样做会制造不良的睡眠联想。如果宝宝困了，可以抱着他，但是，宝宝入睡前，一定要把他放下，尽量让他自己进入深度睡眠。

另外，可能的话，妈妈和宝宝睡觉的时候，要离得远一些。千万不可以一听见宝宝的哭声，就立刻给他喂奶。

如果不想让宝宝缺铁，即使完全母乳喂养，也一定要在宝宝7个月前，开始喂断奶期食物。断奶期食物要选择含铁量高的肉类，充分为宝宝补铁。尤其是早产儿，早产儿出生前，从妈妈那里摄取的铁成分过少，最晚4个月前就要开始补铁，这样做才安全。

母乳喂养对睡眠的影响

· 可能形成不良睡眠联想。

· 因缺铁引起的贫血和其他问题会影响睡眠。

美国幼儿科学会的报告显示，完全母乳喂养的宝宝们出现贫血的概率比想象中大，甚至超过30%。我也经常在诊疗室里见到缺铁性贫血的宝宝。看着脸色苍白、经常哭闹的宝宝们，真是非常担心。

¤ 断掉已经在母乳和睡眠之间产生的不良联想

即使因为母乳喂养产生不良的睡眠联想，也可以通过下列方法改变。

第一，无论是白天还是晚上，减少整体的喂乳时间。如果想成功减少喂乳时间，就要看着手表，了解现在的喂乳时间，准确掌握现在的喂乳时间后，把它当成起点，每次减少一分钟。也许减少两三分钟很容易，想减少更多就难了。不过，继续坚持，在某个瞬间，宝宝即使不吃奶也能睡觉。如果喂乳的时间非常长，那么每次减少2分钟也不是难事。

第二，改变喂乳时间。午睡醒来马上喂奶，早上睡醒起来后也马上喂奶，喂完奶后再让他玩。晚上，睡觉准备过程中，也要把喂奶放在最前面，喂完奶再给宝宝洗澡，读童话书。不要在宝宝的床上喂奶，要在其他地方喂完奶后，再把宝宝放在床上，进行剩下的睡前准备。

第三，可能的话，请接受其他人的帮助。宝宝夜里醒来后，在身边哄他的不是散发奶味的妈妈，而是其他人。晚上进行睡前程序的时候也一样，试一试，妈妈喂完奶后立刻消失，让其他人和宝宝一起做完剩下的过程。最好是宝宝的爸爸代替妈妈，如果很难做到，可以暂时请娘家母亲或者其他亲戚来家里，帮忙照顾夜里醒来的宝宝。

当宝宝不再找奶吃，可以自己入睡的时候，妈妈就可以和宝宝一起进行睡前准备过程了。如果妈妈哄宝宝睡觉，宝宝也许会想起从前，又哭着找奶吃，此时，如果妈妈坚持不喂，宝宝就会逐渐适应在没有母乳的情况下睡觉。

第四，最后可以使用的方法是，把睡着的宝宝叫醒，给他喂奶。这句话很不可理喻。这样试一试吧！如果宝宝吃奶时睡着了，要把他放到床上前叫醒他，让他再吃点奶。喂完奶后，让他打嗝，换上尿布，给他按摩、讲故事，重新进行短暂的睡前准备过程。

这个方法是宝宝完全入睡前把他放下，让他躺在床上，在没有乳头的情况下自己入睡。当然，开始的时候，宝宝可能会醒来哭闹，不过，带着忍耐心，坚持几天就会意外地发现，乳头与睡眠之间的不良联想是可以轻松解决的。

特别是睡眠训练结束前，宝宝夜里起来哭的情况下，尽量不要用给宝宝喂奶的方式，应该用其他方式安抚宝宝。

每个人的成长过程和心理不一样，因此，妈妈们对待半夜起来哭着要吃奶的宝宝，其方法也不一样。可以在上面说的方法中选择一个最适合自己的，也可以用自己的方法解决。

另外，如果选择了方法，就要一直坚持下去，直到成功。以后就会发现，在养育宝宝的过程中，除了让宝宝不吃奶就睡觉外，还有很多事情需要妈妈的忍耐和保持一贯性。

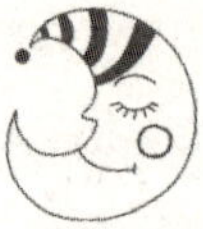

和宝宝一起睡比较好，还是分开睡比较好

西贤小姐住在小型公寓里，卧室很小，没办法在自己的床边再放一个宝宝的床。大女儿胜妍出生后，西贤夫妇在床边给宝宝铺了床铺，带着她一起睡。虽然睡不好，不过比较安心，因为宝宝醒来哭时马上就能处理。到了百日，夫妇商量要带着宝宝一起睡到什么时候，商量的结果是等宝宝满周岁以后就哄她自己睡觉。可是，胜妍到了2岁时，仍然不肯自己睡觉。最后，夫妇认为，宝宝单独睡的那一天总会来的，就带着她一起睡，直到宝宝自己说要单独睡。胜妍满5岁的时候，开始一个人睡觉，虽然第一年时，她总是醒来找妈妈，不过，一到6岁，她就完全自己睡觉了。

秀真小姐家是周末夫妇（工作地点远，平时分开住，周末在一起生活），丈夫不在家的时候，就要自己一个人睡觉。宝宝出生后，可以和宝宝一起睡，秀真小姐觉得很好。两年后，老二出生了，虽然想单独哄老大睡觉，可是，只要让他回自己的房间，他就会哭得很可怜，秀真小姐怕伤害到宝宝，只好继续一起睡。

最后，变成三个人一起睡觉了。丈夫回来的周末，就要4个人在一个狭窄的房间里睡。开始的一两个月，只要老二醒了哭，老大也会醒来跟着哭。老大翻身的话，老二就会醒。这种情况几乎天天都在发生。虽然宝宝们彼此适应了，可是，秀真小姐担心在狭窄的房间里，自己和丈夫的睡眠习惯，是否会伤害到宝宝，所以，晚上几乎无法入睡。

开始的几个月，对秀真小姐来说，最重要的事情是阻止宝宝们相互妨碍彼此的睡眠。因此，老二醒了的话，秀真小姐只好把奶嘴放在他的嘴里，结果，老二到了1周岁的时候，还是叼着奶瓶睡觉，睡醒了吃，吃了又睡。

老二满周岁的时候，秀真小姐狠下心，决定把两个宝宝单独放在另一个房间里睡觉。第一周时，宝宝们坚决不肯离开妈妈的房间，有好几次，秀真小姐差点放弃。不过，秀真小姐真的非常迫切希望宝宝单独睡觉，为此，她自己也在宝宝的房间睡觉，持续训练宝宝。一个月后，秀真小姐终于找回了自己的夜晚。

睡眠训练时最常见的问题。

“带着宝宝一起睡比较好，还是分开睡比较好？”

说出正确答案前，先想想和宝宝一起睡觉的优点和缺点吧。

¤和宝宝一起睡觉的优点和缺点

先说优点。第一，宝宝需要妈妈的时候，妈妈可以立即做出反应。第二，可以增加和宝宝在一起的时间，增加亲密接触，增强父母与子女之间的依附感。

和宝宝一起睡觉的缺点。第一，很可能导致宝宝只有在妈妈抱着喂奶的情况下才能睡觉。如果形成这种不良的睡眠联想，宝宝就会经常醒来，无法进入深度睡眠。第二，总有一天要让宝宝单独睡，不过，宝宝由于长期和父母一起睡，所以很难哄他自己睡。第三，过度疲劳的父母如果睡得太深，很可能睡眠中自己的身体会压到宝宝，反而使宝宝身处险境。第四，如果形成与父母一起睡觉的习惯，那么，即使出现突然要出去办事的紧急情况，也无法把宝宝交给其他人。第五，夫妇之间因为宝宝减少身体接触就会失去亲密感。

和宝宝一起睡觉，既有缺点，也有优点。因此，关于这个问题，是没有正确答案的。可以根据妈妈的倾向和宝宝的特质，或者每个家庭追求的价值以及所处环境，寻找各自正确的答案。

¤决定是否单独哄宝宝睡觉前，需要考虑的事项

寻找适合自己的答案时，请考虑以下几点。

第一，考虑一下，一起睡觉是否对宝宝和妈妈都有好处。如果妈妈只有和宝宝一起睡觉，才不会不安，从而心神安定，那么，也可以无视专家的建议，和宝宝一起睡。

第二，考虑一下，如果和宝宝一起睡觉，爸爸、妈妈是否可以睡眠充足。充足的睡眠对维持日常生活正常运转、保持身心健康非常重要。如果大家是非常敏感的人，有宝宝在身边，就要随时待命，根本无法熟睡。如果是这种情况，无论婆婆对自己有多么不满，大家都要按照自己的意愿做。

第三，回想一下，和宝宝一起睡觉，是否会对宝宝的安全构成威胁。很多成年人和宝宝一起睡觉，可以一直听到宝宝的呼吸声，一旦夜里宝宝停止呼吸，父母可以立即发现，从而度过危机。但是，有些人晚上睡觉很爱翻身，很可能自己的身体会压到宝宝，引发危险状况。一定要仔细想一想，到底是一起睡比较安全，还是分开睡比较安全。

第四，夫妻的想法一样吗？如果丈夫觉得很不方便，想分开睡，而妈妈却想一起睡的话，就重新考虑一遍吧！夫妻和睦和丈夫的健康，比好好抚养宝宝更加重要。寻找方法，哄宝宝安心入睡前，和宝宝充分交流感情，晚上分开睡觉对宝宝来说也不是坏事。

在西方社会，和宝宝分开睡觉是理所当然的。不过，在韩国，三四岁前和父母一起睡觉才是理所当然的。如果宝宝经常醒，就会影响父母第二天的工作，所以，最好还是尽量让宝宝单独睡。

不想为了睡眠习惯改变文化。韩国文化在某些方面使宝宝形成不好的睡眠习惯。改正宝宝的睡眠习惯，缓解妈妈和家人们的疲惫……这是作为幼儿青少年科医生、睡眠训练专家的我所希望的。

¤如何哄本来一起睡觉的宝宝单独睡觉

长期带着宝宝一起睡觉的父母，总是想等到宝宝愿意自己睡觉的时候，再单独哄他睡觉。可是，如果想一直等到宝宝自愿说出那些话，至少要等五年。宝宝本来一直和父母一起睡觉，要求这样的宝宝自己睡觉非常难。如果想进行单独睡眠训练，请选择宝宝情绪平稳的时候。如果宝宝有特别喜爱的过渡对象，哄他单独睡觉就容易多了。

第一，从午觉开始，在宝宝的房间哄他睡觉。

第二，一定要进行睡前程序，而且，睡前程序的最后一步，一定要在宝宝的房间里进行。即使宝宝醒了以后来找妈妈，初次睡觉的地方也要在宝宝的房间里。

第三，如果宝宝还不愿和妈妈分开睡，即使和妈妈在一个房间里，妈妈也不要在宝宝身边，与宝宝保持距离，在离宝宝稍远一点的地方铺床睡觉。这样做，就可以逐渐让宝宝在自己的房间里睡觉了。

第四，妈妈在宝宝的房间和宝宝一起睡觉，宝宝睡着后，再回到自己的房间。第一次要在宝宝的身边睡，第二次坐在宝宝的身边哄他睡觉，宝宝入睡后，在宝宝的床下打地铺躺着，以这种方式逐渐拉开与宝宝之间的距离。

第五，请记住，睡眠训练的目的是让宝宝醒来后，可以自行再次入睡。因此，宝宝还没有完全入睡前，就要从宝宝的房间里出来，让宝宝在一个人的状态下入睡。

第六，如果宝宝夜里醒来哭泣，可以把他带到妈妈的房间。不过，安抚以后，一定要再送回去。当宝宝习惯以后，如果需要去宝宝的房间哄他，不要迅速赶到宝宝的房间里，要尽可能放慢脚步慢慢地过去。如果宝宝可以轻易独自在房间里睡觉，那么，晚上醒来哭泣的次数也会立刻减少。

第七，如果宝宝成功做到一个人在自己的房间里睡觉，一定要对他做出积极的表扬，并且送给他一个喜欢的礼物。

现在是不是给宝宝带来了伤害

美熙小姐申请了一年产假，现在，宝宝已经9个月了，再过3个月她就要复职了。美熙小姐不想放弃这个高薪且不讨厌的工作。可是，付出和回报是等价的，如果像现在一样，夜里经常被宝宝吵醒，这种疲惫状态似乎无法工作。她很羡慕把宝宝交给娘家母亲照顾的朋友们，不过，自己没办法把宝宝交给年迈的母亲照顾。从那时起，美熙小姐的担忧就已经非常多了。想着有没有办法可以让宝宝晚上好好睡觉，最后，她决定按照育儿书上说的做，对宝宝进行睡眠训练。

她还嘱咐丈夫要协助自己。开始训练的时候，宝宝晚上经常哭，但是，要想复职，就必须使用这个办法。所以，虽然自己很心疼也要忍耐。

晚上睡觉的时候，不抱宝宝，也不给他叼奶瓶，让他一个人睡觉，为此，宝宝不停地哭，直到苦累了才停下来。美熙小姐狠下心，只按照书中的内容做。可是，宝宝总在凌晨的时候醒两次，可怜地大哭。第三天，宝宝还是哭。丈夫终于忍不住了，从床上跳下来，来到正在和宝宝折腾的美熙小姐身边。

“这样做，如果让宝宝心里产生抹不掉的伤害怎么办？我会更努力工作的，你不如辞职吧！”

一直忍着眼泪的美熙小姐终于爆发了，那天晚上，美熙小姐不知道哭了多久。

晚上哭着让妈妈抱的宝宝就在眼前，为了睡眠训练让他一直哭，真是不容易。睡眠训练失败的父母，远远超过一直坚持到成功的父母，原因就是这种愧疚感。尤其是因为上班，早上要和宝宝分开，晚上才能见面的父母，他们对宝宝的愧疚感更多，认为即使晚上少睡一点，也要多陪宝宝玩是对的。

宝宝出生1个月后，我就上班了，直到宝宝上幼儿园为止，我没有一次是在晚饭前回家的，为此，我的心里也是一样的愧疚。

不过，宝宝睡得多，身体和精神才会健康，如果想让宝宝和妈妈在短暂的玩耍时间里感到幸福，睡眠是必需的。

养育孩子，进行包括睡眠训练在内的教育时，最重要的是不忘初衷，保持一贯性。只要是父母，不管是上班族还是全职主妇，都应该深入思考，父母起到了什么好作用。

¤做善良的妈妈，还是优秀的妈妈？

来，思考一下吧！父母的作用是什么？父母的作用，用一句话说，就是教育。教育的目的是教育宝宝自动调节自己和尊重他人，以及在既定环境下，做出恰当的行为，使其成为自身的一部分。

宝宝们出生的时候是一张白纸，通过环境学习道德和品性，而这个环境的核心就是父母。宝宝还不知道应该做什么、不应该做什么。因此，正确的品性涵养的开始，是父母亲自定下的界限，以教育为出发点。

不可以因为不喜欢就打人，也是通过父母知道的。公众道德也是通过父母学到的。另外，不可以做危险的行为，也是通过父母的教育学到的。

睡眠训练也一样。即使现在双方都很累，也要让宝宝形成好习惯。因为，如果形成坏习惯，就会产生像前面所说的各种副作用，而这些副作用会长期存在。即使宝宝大哭，父母最应该做的，也是为宝宝建立好习惯——睡眠习惯。

所以，坏妈妈不是让宝宝哭的妈妈，而是为了不让宝宝哭，现在做出对宝宝的将来有害的事。现在，不要立刻做善良的妈妈，先做一个优秀的妈妈吧！

¤让宝宝哭，会不会破坏妈妈与宝宝之间的依附感？

不会的。有很多研究结果表明，如果妈妈的态度失去一贯性，反而会引起宝宝对妈妈不安的依附感。果断的教育不会失去感情，反而有助于建立两人之间的依附感。即使宝宝因为晚上不拥抱自己的妈妈大哭，第二天睡好起来后，还是会再次可爱地拥抱妈妈。

¤ 会不会对情绪造成伤害?

出现情绪不安或者行为问题的宝宝，往往是睡眠习惯不好的宝宝。努力培养宝宝良好的睡眠习惯，就不会出现情绪问题。睡眠习惯好的宝宝，无论是行为还是情绪，都非常稳定。

虽然无视宝宝哭泣不好，不过，如果过度关注宝宝的哭泣，反而会让宝宝不安，错过教育的关键时刻。

晚上哭闹只是单纯地想让妈妈抱着，想吃奶。不一定是“因为没有妈妈而感到不安”的意思。如果大家产生不必要的不安，那么，宝宝就会更加不安。

¤ 睡眠训练和走路练习一样

宝宝们第一次走路的时候经常摔倒。难道为了不让宝宝受伤，就不让他走路吗？同样，因为不想一个人睡觉而哭闹，相当于害怕自己走路。如果害怕把宝宝弄哭，暂时不训练的话，宝宝将会在很长一段时间内无法自己行走。

¤ 宝宝只是用哭声强调自己的意思

成年人不怎么哭。也许看悲伤的电影或听悲伤的故事时会哭，不过，生气或者对方不按照自己的想法做事时，不会哭。因为，成年人知道如何用其他方式表达自己的感情。如果用成年人的观点和行为方式看待宝宝，就会夸大宝宝的哭泣。宝宝们还不能用语言表达一切，所以，他们用哭声表达自己的意思。哭只是稍微强烈的表达方式而已。

如果宝宝不哭，而是用语言表达，那么，父母就不会追究宝宝的要求是否正确，而是无条件不接受他的要求。请不要把宝宝的哭泣过于夸大化。

大家可以忍受宝宝的哭声吗？

· 宝宝的哭声是一种强烈的表达方式。如果给它添加多余的意思，就很难纠正宝宝的某种行为，最终，不仅会破坏习惯，还会使宝宝变得不安。

夫妻意见不合时，应该怎样做

秀熙小姐每天晚上抱着宝宝喂奶，只有这样宝宝才能睡觉。秀熙小姐已经2个月没有睡过好觉了，白天也休息不好，弄得自己如同背负千斤重担。不仅如此，她还担心晚上总是醒，是否对宝宝不好。

秀熙小姐费尽心思，最后，通过多本育儿书籍和育儿网站获得很多知识，终于决定对宝宝进行睡眠训练。开始训练的时候，最担心的其实是特别疼爱宝宝的丈夫是否能够协助自己。第一天，宝宝和预想的一样，总是哭。不过，幸好提前跟丈夫打过招呼，丈夫只是在床上翻来覆去，来回掀被子，什么话都没说。

可是，到了第四天，原本听到宝宝哭，躺在床上动脚跐叹气的丈夫，突然起来抱起宝宝。秀熙小姐刚想接过来，丈夫就带着宝宝去了客厅。

夫妻意见一致的家庭，真的是有福气的家庭。书和演讲中都说，夫妻的意见一致，宝宝才能立刻站起来。不过，成长环境不一样的夫妻，在教育子女的态度上很难达成一致。从前有句话叫慈母严父，看历史剧的时候，直到朝鲜时代，基本上都是父亲严厉，母亲维护自己的子女。最近，韩国有句玩笑话说，子女学习好的条件之一是父亲的不关心。

在韩国，目前还是妈妈们主要负责家庭，爸爸专心于外界活动。无论我怎么解释，宝宝的睡眠对家庭和宝宝自身的身心健康有什么影响，爸爸们都不想好好听。让宝宝哭就相当于折磨宝宝，如果宝宝晚上哭了，也会影响到自己，所以，大多数宝宝的爸爸希望宝宝的妈妈能忍耐，度过那段时间。在诊疗室里见过很多父母，妈妈们试图为宝宝进行睡眠训练，而爸爸们却坚持反对，最后，很多父母选择顺着宝宝的意思走。

宝宝需要睡眠训练，当父母意见不合时，我想这样劝告。

¤ 要进行睡眠训练的意志有多坚定

很多妈妈们来找我，觉得应该对宝宝进行睡眠习惯训练，可是丈夫不同意让宝宝哭。因为得不到丈夫的支持，所以无法进行。偶尔，也会有人带着自己的丈夫来找我，拜托我劝说她的丈夫。这类妈妈与那些说自己想学习，却因为弟弟太吵而无法学习的中学生没有两样。假如宝宝没到2岁就开始喜欢拿菜刀玩，妈妈们一定会抢下来，而宝宝也一定会哭。有些丈夫不管宝宝做什么，都觉得很可爱。如果这样的爸爸对大家说：“不要把他弄哭，就给他玩吧，难道他还会闯祸吗？”那么，大家会怎么做呢？难道，大家会因为丈夫的话，就不从宝宝手里把刀抢下来吗？

为了帮助大家理解，我举了这个比较极端的例子。如果大家有坚定的意志，为宝宝进行睡眠习惯训练，那么，无论使用什么手段，都要坚定自己的意志。成功的实践来自坚定的意志。

就像前面几次强调的，宝宝们形成良好的睡眠习惯是好事。无论是为了大家，还是为了宝宝，都是必须做的事情。

¤ 现在就是妥协和调整的最佳时机

在完全不一样的背景下成长的男女组成一个家庭，为了生活，双方需要妥协和调整。甚至，对两个人来说，最美好的时期也需要妥协和调整。养育子女的时候，更加需要不断妥协和调整想法。如果因为不想立刻争论而选择回避，总有一天，疙瘩会像雪球一样越滚越大，直到“嘭”的一声裂开。在相互还不太习惯的时候，在宝宝出生后，还想努力相互磨合的时候，以宝宝的睡眠习惯训练为契机，练习一下妥协和调整吧！

虽然，睡眠习惯训练需要一方占主导，但也需要另一方给予支持和帮助。

¤ 配偶无论如何都无法接受的时候

如果配偶认可宝宝正确睡眠教育的必要性，却无论如何都无法忍受宝宝哭得撕心裂肺，那么，这种善良的人是无法进行睡眠训练的。可以做的一方应该抓住主导权，在宝宝的睡眠习惯稳定前，独自进行训练。也可以在无法忍受的配偶不在家时进行训练。

如果宝宝哭，担心吵醒邻居，所以没办法训练他

在韩国，大部分人在公寓里生活，如果宝宝半夜哭得太久，就会担心是否会影响到邻居睡觉。事实上，这是睡眠习惯训练失败的最大原因之一，我也深深地理解这一点。不过，睡眠习惯训练很重要，找一找可行的办法吧！

¤请求谅解，先进行午觉训练

楼下可能有要考试的学生，也可能有因生病而需要静养的病人，宝宝来回跑跳会让自己感到抱歉。但是，你不可能一整天绑着宝宝的脚，不让他动弹。把睡眠训练当成宝宝在来回跑跳，尽可能在短时间内完成训练，请求周围的谅解。也许，睡眠训练比阻止宝宝跑跳更容易。

本来，睡眠训练的原则是先进行夜间睡眠训练，后进行午觉训练。不

过，考虑到周围的人，也可以先进行午觉训练，然后缩短夜间训练。

¤周末开始训练

睡眠习惯训练的关键是在前三天。所以，周五开始训练怎么样？因为，周末的时候，邻居们可能会相对宽容些。

¤请关注专家们的意见

如果宝宝连续哭几天，邻居们就会来帮忙，他们一定会有各种指教。也许，在那些指教中，有令你竖起耳朵听的意见。不过，不管是什么事情，一个专家的意见好过一百个业余爱好者的意见。

如果下定决心，就不要被邻居们的话动摇，关注专家们的意见，坚定不移地做下去。

写给有两个宝宝、备受煎熬的妈妈们

本以为有两个宝宝的时候妈妈的责任是双倍的，实际上妈妈身上的重担可能会相比一个宝宝增加三四倍。宝宝们至少上小学后，妈妈才能说出有两个宝宝很好这句话，因为那个时候两个宝宝就可以相互照应了。虽然老大的成长受父母的养育影响，不过，老二的成长却受到老大的影响。老大对老二的影响，从老大的角度讲，这种影响是微不足道的。而对老二来说，从老大那里受到的影响是相当大的。

我们家的老二过早失去了对圣诞老人的幻想，不是我们让那种幸福时光减少的，而是老大把真相告诉了他。

尚勋未满周岁，因为中耳炎，每天带着抗生素生活。哥哥顶多流鼻涕或患轻度鼻窦炎，而尚勋还比较脆弱、敏感，总因为中耳炎引起发烧、耳朵剧痛。

尚勋每天哼哼唧唧，总是哭闹，很大原因就是哥哥。刚睡着，从儿童之家回来的哥哥就开始大喊大叫，到处乱跑乱跳，尚勋马上就会被吵醒。尚勋白天睡眠不足，每天都很累，总是缠着妈妈哭闹，晚上也无法睡得香。

又没法把他们两个分开抚养……那么，应该怎么办呢？为什么尚勋非得在哥哥回来的时候睡觉呢？

¤不要忘记，可以通过训练培养睡眠习惯

大家见过即使有很多事情做也能轻松处理的人吗？那些人到底有什么秘诀呢？那就是通过不断练习得来的熟练。熟练是指，可以像习惯一样做某件事。再小的事情在没有变成习惯的情况下，也会构成负担。如果把很多事情转变成习惯，那么，你就会发现，它们会在不知不觉中结束。

养育宝宝也一样。对于喂奶、换尿布、做断奶期食物这些事情，大部分妈妈都可以做到完美。不过，对于如何哄宝宝，妈妈们似乎忘了习惯化的重要性。

宝宝越幼小，有规律地使睡眠习惯化就越重要。假如老二的午睡时间规律，妈妈就可以轻易预测到，老大从儿童之家回来的时间，是否会影响老二的睡眠。如果可以预测，就能找到解决办法了。

¤先解决老二的午觉问题

如果老二完全没有进行睡眠训练，想放着老大不管，只为老二进行夜

间睡眠训练几乎是不可能的。在这种情况下，先为老二做午觉睡眠训练。如前面所说，午觉睡眠训练的方式与夜间睡眠训练的方式一样，只是时间缩短了而已。

下一步是慢慢地改变老二的午觉时间。看起来很难吗？每天改变一点，循序渐进就可以了。专家说，可以每天改变15分钟。具体一点说，就是早上早起15分钟，白天早睡15分钟。这样，几天后，宝宝的午觉时间就会提前1个小时，那么，哥哥回来的时候，老二睡醒了，弟弟和哥哥就可以一起笑哈哈地玩了。

¤通过改变老大解决问题

如果老二不想改变午觉时间，那么，可以用另一个办法——改变老大。若想改变老大，让他的习惯变得有规律是基本，如果结合其他战略就会更加容易。迎接老大进门前，先把老二睡觉的房间房门关上。让老大把书包放下，换衣服、洗手、吃些零食，然后让他玩一会儿没有声音的玩具。这段时间会很长，因此可以确保老二得到充分睡眠。

宝宝不听话吗？那么，在将老大的行为习惯化前，妈妈要先回想一下，是不是自己丢失了一贯性。虽然，强烈的批评甚至打骂可以使宝宝的行为习惯化，不过，采取表扬和鼓励的方式更容易达到妈妈想要的结果。你的大脑中有这些方法吗？如果宝宝按照妈妈的规则办事，不大声喧哗，不四处跑动，就给他一个表扬贴纸。如果妈妈想迅速强化某种行为，可以根据宝宝的行为，给予更大的奖赏，这样做的效果更好。

尚勋妈妈每次带尚勋来都叹气，看着尚勋妈妈的脸，我也感到不安。

我希望，这次尚勋妈妈更有忍耐心，不失一贯性，通过努力让尚勋和尚勋的哥哥变成自己想要的样子。如果现在下定决心努力，未来几年就会过得很舒服。

如何帮助因弟弟（妹妹）诞生而感到困惑的老大

有很多宝宝跟随抱着弟弟的妈妈走进诊疗室后，费尽心思想向我这个医生证明自己的存在。有些宝宝一走进诊疗室，就口齿不清地对我描述弟弟（妹妹）的症状；有些宝宝还没等生病的宝宝坐在诊查椅子上，自己就先坐上去了；有些宝宝说要帮我诊查宝宝，抓住椅子不放；还有些宝宝说我把生病的宝宝弄哭了，便来打我。

不过，因为大部分行为都是在妨碍诊查，所以，这些宝宝往往会被妈妈责备。我见过几次智敏，智敏妈妈抱着生病的宝宝，而智敏总是抓着妈妈的裙角，站在那里望着我。

¤让老大从一开始就参与到老二出生前的过程中

我想起了自己带着老二回家那天，老大非常混乱。老大一直认为自己是家里的核心，现在突然出现了一个弟弟，她觉得自己和弟弟是敌对关系。当老大感觉到自己与弟弟之间无形的战争正在从身后袭来时，他（她）的压力非常大，甚至可以引发精神疾病。宝宝受到的压力直接影响到他的睡眠，本来睡得很好的宝宝，他们的睡眠习惯也可能因为突如其来的压力而遭到破坏。

如果想减轻老大受到的伤害，就要让宝宝提前做好心理准备，慢慢地接受弟弟的登场。在这种情况下，既可以让老大和妈妈一起读关于弟弟的童话书，也可以让老大给妈妈肚子里的弟弟读童话书，还可以让老大愉快地参与到为老二准备物品的过程中。

¤努力让老大保持之前的睡眠习惯

老大本来就处于精神混乱中，如果为了哄弟弟睡觉而改变老大的睡眠习惯，就会导致老大的睡眠习惯遭到破坏。此时，可以让爸爸像从前一样哄老大睡觉，妈妈在老二身边。或者，也可以听取宝宝的意见，让爸爸在老二身边，妈妈哄老大。请在一段时间内，保持这种方式。

假如夫妻俩无法相互帮助，那么，就去动员所有亲戚，请求暂时帮助。这样做，换来的可是未来几年的幸福生活。

¤出现弟弟（妹妹）后，宝宝出现睡眠问题的原因及对策

据说，弟弟出生后，到了晚上智敏不想睡觉。也许，父母并不是不知道智敏的心思。智敏妈妈为了弟弟，缩短了自己的睡眠时间，而智敏想多在爸爸、妈妈身边待一会儿。

老二出生后，大部分老大出现的睡眠问题都是心理问题。对待这些宝宝的方法是对老大进行心理安抚，对老二进行行为纠正。

当出现两个宝宝都需要妈妈的情况时，妈妈应该先去看身体受到威胁的宝宝，再去解决存在心理问题的宝宝。

父母往往会更注意老二的心理状况。其实，老二出生后更应该注意老大受到的心理伤害。如果父母对那个伤害佯装不知，宝宝的心理发育就会受到影响，会产生包括睡眠问题在内的许多问题。

假如，单凭妈妈一个人的力量实在无法顾及老大。那么，建议妈妈务必要抽出时间与老大独处，哪怕是每周一两次，每次一小时。

¤行为修正战略

妈妈为了生老二离开家，几天后，当妈妈回到家时，宝宝很可能会测试妈妈是否和从前一样。测试妈妈时，可能会过度要赖，不会像从前那样顺从妈妈。看到这样的宝宝时，妈妈一定会生气或者伤心。大家现在做的事情最终都是为了宝宝，所以，即使心痛，也要无条件接受，不要过于责备宝宝，忍耐住，像平时一样对待他。

如果认为不是心理问题，而是需要进行习性训练，最好采用行为修正

战略。

第一，和宝宝约定睡觉的时间。如果宝宝认识数字，就用电子表设定时间；如果宝宝不认识数字，也可以用时针停止的样子做约定的时间。不过，即使到了约定的时间，让宝宝去睡觉，他也可能会采取哭着要赖等自己可以想到的协商战略。

对于哭着要赖的宝宝，需要恰当的奖与罚。比如说，如果听妈妈的话去睡觉，就给他一张贴纸，集齐若干张贴纸后，就可以向妈妈索要之前约定好的礼物。这是常见且有效果的行为强化战略之一。当宝宝不遵守约定的时候，就收回一张贴纸，让宝宝反省。这是另一种行为强化战略。

根据宝宝的发育阶段不同，可以领奖的贴纸数量也不同。如果是3岁的宝宝，当他集齐10张贴纸的时候，就可以给他发奖。因为，对于处在这个阶段的宝宝，多次发奖更有效果。如果是6岁的宝宝，当他集齐20张贴纸的时候，再给他颁发大奖。因为，对于处在这个阶段的宝宝，大奖更有效果。

虽然，宝宝们会为了得到贴纸躺进被窝里，不过，当他们不想睡觉的时候，就会使出各种各样可爱的协商战略。比如，想喝水，想去卫生间，还没跟爸爸、妈妈说晚安，再拿一个玩具就会睡觉……如果顺从了宝宝，不仅无法哄他们睡觉，就连一向遵守约定的父母也会失去威严。如果不顺从宝宝，似乎又有些残酷，很难决定到底应该怎么做。

在这种情况下，当然是遵守原则比较好。不过，如果难以遵守，可以使用奖券办法。上床后，如果宝宝要喝水，需要使用一张奖券，去卫生间也需要一张奖券等，当奖券全都使用完以后，宝宝就再也没办法找借口了。

灵活运用奖券可以成为迅速且强效的行为修正方法。

宝宝非常小的时候，培养睡眠习惯的方法只需要有计划即可。当宝宝长大后，就要准备各种各样的方法，考虑到各种变数。

可以对老大使用的行为修正战略

- 看到鼓励行为时，发放贴纸
- 看到不好的行为时，收回贴纸
- 集齐特定的贴纸数量时，奖励提前说好的礼物
- 试图协商时，使用奖券制度

事实上，不管怎么样，我们可以认为，总是强调自己存在的宝宝们，他们的心理在健康发育。反而，总是默默无闻跟在妈妈身后的智敏，看起来太过悲伤。他们每次来的时候，比起生病的宝宝，我会更加有意识地装作先看到了智敏。不知道从什么时候开始，智敏来诊疗室时，会先大声笑，向我打招呼，还把自己画的图画带来给我看，向我展示她的各种学习成果。现在，智敏妈妈买了关于行为修正的书，正在努力学习。

¤解决完老二的睡眠问题后，再让他和老大睡一个房间

如果把还没有形成睡眠习惯，把经常醒来哭闹的老二放在老大的身边，老大的睡眠习惯也会遭到破坏。所以，让兄弟俩睡在一间房的事情，

推迟到老二完成睡眠训练以后吧！

前面说过，睡前程序的最后一步要在宝宝的被窝里进行。在老二进行集中睡眠训练期间，让已经形成睡眠习惯的老大暂时和妈妈一起睡。找一个特别的理由，像做活动（类似于商场举办的促销等活动）一样。如果和妈妈一起睡，老大会觉得这段时间特别幸福，非常开心，再让他回到自己的房间时，就不会有什么大问题。

无论怎么照着做，都无法让宝宝养成良好的睡眠习惯

¤ 对待倔强的宝宝，需要耐心

所有专家都强调，根据宝宝们的本质不同，养育方法也应该不同。睡眠训练也一样。非常固执的宝宝不容易接受任何训练，非要妈妈顺着自己的意愿走。

一定要铭记。如果现在妥协了，到了青春期的时候妈妈还是会输。在长大成人、成熟之前，宝宝们不知道什么才是对自己有帮助的。因此，当宝宝提出不合理的要求时，顺从绝对不是为了他好。

训练倔强宝宝的时候，需要更多时间和耐心。

¤仔细观察是否过于疲劳

有时候，温顺的宝宝累了，也会变得不随和。尤其是在入睡难或总是醒的情况下，就要考虑到宝宝是否睡眠不足。如果觉得是睡眠不足，就要至少提前1个小时开始睡前程序。

¤最后的固执

马上就要形成习惯前，宝宝可能会闹得更严重。为了宝宝、为了家庭，做正确的事情时，绝对不可以原地不动，再努力一些，持之以恒，“高地”就在那里。

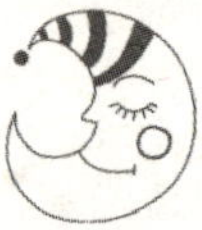

如何解决突然出现的睡眠问题

¤ 旅行的时候

根据宝宝的体质不同，引起睡眠问题的可能性和种类都不同。因此，要小心没有专业知识的人提出的轻率忠告和指点。那些忠告和指点可能会使当事宝宝的情况恶化。

天生温顺的宝宝没有什么睡眠联想，即使不在家里也能睡着，完全没有问题。把母乳和妈妈的怀抱当成睡眠联想的宝宝，在没有妈妈的地方必须睡觉的时候，当他们明白自己无法使用睡眠联想后反而可能睡得更好。

比如，宝宝有特别喜爱的物品，有那个物品在身边才能睡着，那么，旅游的时候，如果不带着它，妈妈很容易在晚上后悔莫及。虽然妈妈感觉不到，但对宝宝来说，自己的枕头是一种睡眠联想，如果旅行的时候把枕头带着，一定会对宝宝的睡眠起到帮助。

即使在旅游地，也要按照家里的时间和计划表哄宝宝睡觉，这是预防睡眠问题最有效的方法。旅游是在陌生的环境里与其他人一起度过大部分时间，也许根本不可能遵守睡眠时间和计划表。不过，应该尽可能让睡觉时间与家里的睡觉时间相近，即使缩短睡前程序，也要保持和家里差不多。不要忘记，这样做，对宝宝晚上不起夜是相当重要的。

最好不要抱这样的希望——即使在旅游地随意安排宝宝的睡眠，只要回到原来的生活中，宝宝的睡眠习惯就会立即回到从前。

¤旅行回来后

如果宝宝在车上睡熟了，回到家后，把他放在床上，让他继续睡好，还是先给他洗漱，换好睡衣后，再哄他睡觉好?

虽然没有规定的年龄，不过，大部分宝宝在周岁前，最好不要换衣服，不要把他叫醒，直接让他躺在床上继续睡。而宝宝过了周岁以后，如果不叫醒，让他继续睡，他可能在凌晨起来就哭。

如果大家过于疲劳，穿着原来的衣服没洗漱就睡觉，是不是也会在早上起床前就睁开眼睛呢?因此，即使不能完整地做完睡前程序，也要给宝宝换好睡衣，给他读童话书、唱摇篮曲。像这样，重新哄宝宝入睡的话，有助于让他一直睡到早上。

旅行回来后，宝宝可能会像从来没有过良好的睡眠习惯一样。在这种情况下，很多父母认为那只是暂时现象，便用和从前不一样的方式哄宝宝睡觉。有些宝宝很难回到日常生活状态，想要安抚他们的心，可以暂时用和从前不一样的方式。不过，父母不一样的行为会给宝宝习惯性的行为带来混乱。如果这种混乱超过3天，宝宝就会丢掉很多从前值得保持的好习惯。

因此，旅行回来后，最好做与旅行前相同的睡眠训练。如果很难做到，也请尽量保持相似的睡眠程序。另外，如果不想让宝宝再次混乱，要在3天内迅速回到原来的训练方法。

¤ 宝宝病愈后

宝宝病重的时候，妈妈要整夜陪在身边，也会经常出现为了哄他睡觉必须抱着他的情况。有过这样的经历后，即使病好了，宝贝也可能要求妈妈用同样的方式哄自己。

造成的问题往往是，宝宝病愈后，妈妈以何种方式对待宝宝。假如，认为宝宝的身体已经恢复，就应该立刻回复到从前的样子。关于这一点，前面已经强调过很多次了。不要因为觉得宝宝可怜，就做出破坏宝宝睡眠习惯的行为。

¤ 成长发育过程中出现的问题

有时候，一直温顺地顺从妈妈、睡得好的宝宝，也会突然发生变化。这是让一直按照育儿书籍养育宝宝的模范妈妈们非常惊慌的时刻。

① 4个月——学翻身的时期

本来睡得好的宝宝，其睡眠习惯变得完全不同的第一个原因是“为了完成发育”。宝宝在睡觉的过程中，也会用尽浑身力量，努力发育。到了4个月左右，宝宝开始学翻身。很神奇，睡觉的时候，他也会突然翻过去。翻过去以后，常常会因为感到不舒服而哭泣。

② 5~6个月——快速成长期

进入快速成长期的时候，宝宝们的睡眠也可能突然发生变化。虽然每个宝宝的快速成长期不一样，不过在5~6个月时开始的可能性非常大。假如，晚上不起夜一直睡得很好的宝宝突然醒来哭着要吃奶，而且吃得非常多，很可能是因为白天没吃饱。除此之外，还有一个可能性，就是宝宝进入了食量增加的快速成长期。如果确定宝宝进入了快速成长期，白天喂奶的时候就要多喂一些。可以简单地认为，宝宝前一天晚上吃的量，分几次在第二天白天的时候补充。

③ 9个月——扶墙站立的时期

到了9个月左右，宝宝开始扶着物品站立。如果在睡觉过程中醒了，也会扶墙站着哭。不过，这种乱折腾的日子几天就会过去。当然，如果妈妈没有采取错误的对待方式，这种情况才会马上过去。

让醒来的宝宝躺下，他也会哼哼唧唧一阵子。在这种情况下，给他喂奶最容易让他闭嘴，让他迅速入睡。实际上，很多妈妈都采取了这种办法。

越小的宝宝越会出现这种情况，如果把奶嘴放在他的嘴里，即使不饿也会吃一会儿。吃一会儿后，就会变得安心，从而再次进入睡眠。妈妈可能觉得终于把宝宝哄睡了，松了一口气，可是，宝宝们很容易就形成这种不良习惯。如果连续几天让宝宝这样吃奶，以后他就会为了吃奶起来。如果到了晚上，宝宝几次醒来，几乎在同一时间段找奶吃，那么，妈妈很可能曾经那样哄过宝宝。

④ 18个月——到达分离不安的顶峰时期

到了18个月，宝宝们与妈妈分离时开始出现不安情绪。一般到18个月左右时，这种分离不安情绪到达顶峰。经历分离不安时期的宝宝可能会突然改变。因为睡觉意味着要和妈妈分开，所以宝宝不想睡觉或者总是醒。分离不安时期和夜间恐惧时期到来的时间差不多，它们是宝宝的睡眠中非常大的障碍因素。

处于分离不安期的宝宝们，在白天也哼哼唧唧，只想待在妈妈身边，所以这期间妈妈非常累。在这种情况下，韩国大部分妈妈的反应是觉得宝宝可怜，应该安慰他，因此，可以抱他一会儿，然后马上放下。如果抱得时间长，妈妈担心宝宝会形成坏习惯。

宝宝的发育阶段推后，或者宝宝感到不安的时候，在他自己克服这些问题之前需要安慰和鼓励。从内心深处相信宝宝，像对待新生儿一样多抱抱他，他就会慢慢地恢复朝气。如果因担心教育问题而经常推开宝宝，那么分离不安期会比想象得更持久。

⑤ 2岁前后——训练大小便时期

最后，2岁前后开始进行大小便训练。这个时候，宝宝们会利用妈妈的心理，不睡觉，想多玩一会儿。现在，宝宝开始区分大小便，本来已经躺下睡觉，又起来说自己要小便或者大便。此时，世界上没有任何一个妈妈会拒绝宝宝的请求。反复一两次以后妈妈就会发觉，其实，宝宝们是不想睡觉，想再玩一会儿，那是宝宝欺骗妈妈的办法。

当宝宝说要去卫生间的时候，如果分不清是真是假，就先允许一次。如果觉得宝宝是在说谎，就要想办法，让宝宝认为去卫生间很无聊。不要跟着去，让宝宝一个人去，即使宝宝小便成功了，也不要表扬他。只有宝宝去做了，才会觉得无聊，开始觉得无聊后，就不会再欺骗妈妈了。

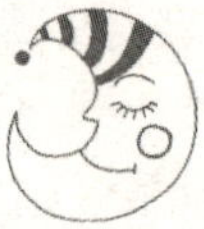

写给放下宝宝、回归职场的妈妈们

晚上9点，大街上逐渐变得空空荡荡，而医院的候诊室里依然人来人往。刚刚走进诊疗室的幼京妈妈还穿着工作服，幼京抓着妈妈的衣角，哼哼唧唧地跟进来，她也背着儿童之家的书包。看来，今天幼京妈妈下班晚了，刚把幼京从儿童之家接出来，就直接带到了这里。

晚上，在疲惫的状态下带着生病的宝宝来看病，又在医院的候诊室等了那么久，情绪很容易受到波动，带着不友好的表情和语气。幼京怎么吃药都流鼻涕，中耳炎也不见好，晚上整夜睡不好觉，非常难受。幼京妈妈的火气很大，问我怎么才能让幼京快点好起来。我检查过宝宝的耳朵，初期中耳炎的症状已经消失。我想，现在的情况应该不是耳朵引起的。连我和医院的职员们都很累，何况是幼京妈妈，我的心也有些不安了。不知道是不是其他地方出现了问题。给幼京做了很多项检查后才发现，幼京跟着焦急的妈妈出来，好像是自己穿得鞋，左右脚都穿反了。

我想起，一个风和日丽的假期，傍晚时刻，我拖着疲惫的身体下班回家时，我们家的老二正在等我。同龄的宝宝正在游乐场和妈妈一起开心地玩，而我们家老二却只能偷偷地看着。虽然宝宝离我比较远，不过我一眼就注意到了他的鞋。他一只脚穿着姐姐的粉红色大拖鞋，另一脚穿着自己的黄色拖鞋。走近一看，他好像因为什么哭过，脸上到处都是鼻涕和眼泪。谁见了都会觉得，他是一个没有妈妈照顾的宝宝，看见宝宝的那一刻，我简直肝肠寸断。

我不想被人看见自己红了的眼眶，便想抱幼京一会儿，不知道原因的幼京总是推开我。已经晚上9点多了，宝宝还无法睡觉。幼京的妈妈很忙，也许，这种情况已经持续很多天了。

我认为，幼京不舒服的原因是睡眠不足，导致每天都很疲惫。问了幼京早上起床的情况，原来，幼京妈妈早上要按时送她去儿童之家，叫她起床后，她总是哼哼唧唧，让她准备上学也非常难。

我对幼京妈妈说，幼京每天晚上不想睡觉，不知道硬扛了多久，她是因为睡眠问题才生病的。幼京一整天都见不到妈妈，太想和妈妈多玩一会儿了，所以，即使很累，仍然坚持不睡。幼京妈妈听了我的话，眼眶红了，很难说出话来。

宝宝因为想再看看妈妈，于是下意识忍着不想睡觉，导致晚上无法轻易入睡。还有一个重要的原因，就是因为过度疲劳而引起的吵闹。

像幼京妈妈一样，像从前的我一样，疲倦的妈妈们总是在夜间候诊室等候很久。很可惜，除了中耳炎，我没有和幼京妈妈聊天的时间。因此，我写下文字，代替想对幼京妈妈说的话。

生完孩子，等身体完全恢复后，再回归职场固然好，不过，事实上大多数女性无法做到这一点。也许，她们不仅是身体还没有完全恢复，心理也没有做好和宝宝分开的准备，就那样回归职场了。

如果想回归职场，无论怎么样，一定要在上班前，努力迅速地恢复自己的身体状态。而且，要尽全力找一个可以安心托付宝宝的环境。如果父母帮忙照顾宝宝，固然最好。但是，并不是每位女性都有那种福气，而且父母渐渐年迈，给他们增添负担也不是好事。不管把宝宝交给邻居阿姨，还是托儿所，托付之前，一定要经过深思熟虑，先确认那个环境对宝宝来说，是否是好环境。

一切准备就绪，开始上班了吗？那么，现在，大家要和4个问题进行斗争。

第一，大家的身体疲劳问题。找出方法，减轻育儿和职场并行带来的疲劳。这种情况只是暂时的，很快就会过去，宝宝年幼时，从所有可以提供帮助的地方请求帮助。

第二，一定要让宝宝形成从晚上一觉睡到天亮的睡眠习惯。对妈妈和宝宝两个人最重要的事情，不是增加和宝宝一起玩耍的时间，不是给宝宝买好吃的，也不是增加宝宝的知识量，而是让双方拥有安稳、充足的睡眠时间。进行已定的睡前程序，让宝宝提早安稳入睡，宝宝睡着后，赶紧做家务。

第三，早上，如果宝宝在还没有睁开眼睛的情况下哭，千万不要着急背起宝宝，把他送到儿童之家后，然后自己跑去上班。这样做，不仅会破坏宝宝的心理健康，还会使宝宝的睡眠习惯完全遭到破坏。如果想让宝宝带着愉快的心情起床，和妈妈一起吃完早饭后，再去儿童之家，那么，妈妈回归职场之前，就要调整宝宝早上起床的时间。当然，要想让宝宝早上的起床状态好，晚上就必须提早哄宝宝睡觉。进行生活调整，把哄宝宝睡觉放在第一位。

第四，与内疚感进行斗争，并战胜它。当晚上宝宝哭着不睡觉时，当晚上宝宝醒来哭着让自己抱时，大家千万不要因为内疚感向宝宝投降。要充分理解妈妈如何做才是真的在帮助宝宝——当然是始终保持行为一致，做一个健康、优秀的妈妈，而不是宝宝哭的时候，担忧地望着宝宝，并和他一起哭的懦弱妈妈。

第8章

看起来虽然琐碎，却必须知道的睡眠问题解决办法

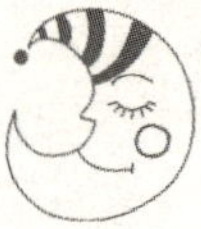

我们家的宝宝经常打呼噜，呼吸声特别粗

智秀5岁了，睡觉的时候总是打呼噜。平时没有那么严重，不过，只要感冒，不仅会打呼噜，有时候还像停止呼吸了一样。

一开始，智秀妈妈以为，宝宝小小年纪就像爸爸一样打呼噜，很搞笑。渐渐地，宝宝的情况越来越严重，智秀妈妈开始担心了。智秀白天的时候也经常张着嘴，智秀爸爸觉得智秀张着嘴的样子像个小傻瓜，只是唠叨着让他把嘴闭上，可是，他只闭上一小会儿，马上又会张开嘴松一口气。智秀到底是怎么了？

闭塞性睡眠呼吸暂停综合征调查问卷

读下列问题，选出符合自己子女的项。

1.睡觉的时候，有以下现象吗？

① 每天打呼噜30分钟以上？

□是　　□否　　□不知道

② 呼吸声又大又粗吗？

□是　　□否　　□不知道

③ 睡觉时，有没有过像停止呼吸一样的情况？

□是　　□否　　□不知道

④ 偶尔尿床吗？

□是　　□否　　□不知道

2.有下列症状吗？

① 起床后，立刻找水喝吗？

□是　　□否　　□不知道

② 早上起床困难，或者无法带着轻松的心情起床吗？

□是　　□否　　□不知道

③ 早上起床后，说自己的头疼吗？

□是　　□否　　□不知道

④ 白天，有用嘴呼吸的倾向吗？

□是　　□否　　□不知道

⑤ 整天犯困吗？

□是　　□否　　□不知道

⑥ 听老师说过宝宝总是犯困吗？

□是　　□否　　□不知道

3.到现在为止，成长速度大幅下降过吗？

□是　　□否　　□不知道

4.属于肥胖型吗？

□是　　□否　　□不知道

5.有下列问题吗？

① 不注意听别人讲话。

□是　　□否　　□不知道

② 无法处理自己负责的事情。

□是　　□否　　□不知道

③ 容易受外部环境影响。

□是　　□否　　□不知道

④ 无法静止，总是动来动去。

□是　　□否　　□不知道

⑤ 像安装了引擎一样，一直在走动。

□是　　□否　　□不知道

⑥ 总是插嘴，妨碍他人说话。

□是　　□否　　□不知道

※如果所有问题的1/3是“是”，那么，怀疑是闭塞性睡眠呼吸暂停综合征。

有的人打呼噜很严重，其他人很难和他一起睡觉，甚至有时候看起来像暂时断气了一样。打鼾的样子虽然可笑，但也让人担忧。

睡觉期间经常像断气了一样，医学上把这种症状叫做睡眠呼吸暂停综合征。引起打呼噜和睡眠呼吸暂停综合征的原因是上呼吸道狭窄。在上呼吸道轻微狭窄的情况下，通过鼻子进入的空气量会减少30%～50%。在上呼吸道严重狭窄的情况下，呼吸大约停止10秒钟或经过两次正常呼吸的时间才会再次呼吸。

除了特殊情况外，即使患有睡眠呼吸暂停综合征，由于不会完全停止呼吸，从而不会有生命危险。不过，如果通过呼吸道进入的空气量减少，氧气供给量也会相对减少，因此，患有睡眠呼吸暂停综合征的人中，很多人都有包括头疼在内的氧气供给量不足症状。假如睡眠过程中得不到充分的氧气供给量，时间长了，心脏和肺的功能也会下降。

观察患有睡眠呼吸暂停综合征的人，他们大部分人睡觉的时候打呼噜是有周期性的，开始打呼噜后，稍微暂停呼吸，然后，再次呼吸。如果人们的呼吸受阻，即使处于睡眠中，也会为了呼吸而暂时打起精神，因此，患有睡眠呼吸暂停综合征的人，每次暂停呼吸的时候大脑都会无意识地觉醒。睡觉期间，如果大脑在一定间隔内不断觉醒，那么，这个人真的睡觉了吗？患有睡眠呼吸暂停综合征的人，他们的睡眠是按照一定的时间间隔觉醒的，就像闭上眼睛打盹一样，睡不好。

如果因睡眠呼吸暂停综合征引起慢性睡眠不足，人的注意力和活力就会大幅下降。如果宝宝们患有睡眠呼吸暂停综合征，不仅会引起注意力和活力大幅下降，需要在夜间睡眠中集中分泌的抗利尿激素和生长激素也将无法形成，而这两种激素是宝宝的深度睡眠和成长所必需的。因此，如果出现夜尿症和毫无理由的发育迟缓现象，一定要考虑到宝宝是否患有睡眠呼吸暂停综合征。

当然，并不是所有打呼噜的人都患有睡眠呼吸暂停综合征。单纯打呼噜的人即使不马上治疗也没关系。如果是睡眠呼吸暂停综合征，在没有失去健康前一定要马上去接受治疗。用眼睛判断一个人是否患有睡眠呼吸暂停综合征，看起来很容易，其实并不容易。要通过专门检测——多导睡眠图才能确诊。美国幼儿科学会认为，所有打呼噜的儿童都应该接受睡眠呼吸暂停综合征的检查。因为，睡眠呼吸暂停综合征绝对不是成年人的专属病。

患有睡眠呼吸暂停综合征的宝宝们的常见症状

- 经常打呼噜。
- 睡觉时，呼吸声粗，伴有暂时停止呼吸的现象。
- 张嘴呼吸。
- 呼吸声音特别大。
- 睡觉的时候，翻来覆去，或经常醒。
- 睡觉的时候流汗多。
- 早上起床后，经常说自己的头疼。
- 即使睡得很早，也很难被叫醒。
- 声音总是夹着鼻音。
- 即使睡得很多，白天也总是犯困，只要有空就睡觉。
- 患有中耳炎或者鼻窦炎。

· 情绪起伏大，经常哭闹，耐心不足。

· 行为过于闹腾，或具有攻击性。

· 注意力不集中。

· 睡觉时经常周期性地移动腿部，很难改正夜尿症。

· 在没有特殊原因的情况下，不爱吃饭，也不长个。

1%～3%的学前儿童患有睡眠呼吸暂停综合征，足有10%～20%的宝宝虽然没有睡眠呼吸暂停综合征，但打呼噜。特别是2～6岁的打呼噜的儿童数量正在增多，因为在这个阶段，宝宝们的腺样体容易增生肥大。腺样体是位于鼻孔最后端、鼻咽部的淋巴组织，具有免疫作用，是保护人体不受有害病原体伤害的器官。如果腺样体过于肥大，就会占据鼻咽部和喉咽部，阻碍空气的流通，影响宝宝的正常呼吸。

对于睡眠呼吸暂停综合征，很多人像智秀一样有家族史。虽然，观察睡觉的样子似乎就可以马上判断睡眠呼吸暂停综合征，实际上准确判断并不容易。很少有父母因为担心睡眠呼吸综合征而主动到医院检查。大部分都是医生在诊察和面谈的过程中，怀疑是睡眠呼吸暂停综合征后，让父母做检查。

提早发现睡眠呼吸暂停综合征并及时治疗，才能减轻对宝宝的不良影响。因此，提前了解宝宝患有睡眠呼吸暂停综合征的症状，有助于养育宝宝。

¤ 出现睡眠呼吸暂停综合征的原因

出现睡眠呼吸暂停综合征最大的原因是腺样体肥大。不过，腺样体的大小和上呼吸道阻碍的程度不一定成比例，如果单纯地观察腺样体，很难因为其体积不大，就认为没有问题。

像慢性鼻炎和过敏性鼻炎一样，还有一些也会阻碍鼻子呼吸的疾患，如哮喘病、胃食道反流病等，都可以成为睡眠暂停呼吸综合征的原因。包括脑瘫内在，肌肉紧张度下降的疾病也会阻碍上呼吸道，引起呼吸暂停症。还有一种比较少见的原因——大脑出现问题时无法刺激中枢神经系统正常呼吸，也会引起呼吸暂停症。面部中心部位的骨骼发育延缓以及舌头过大，也会引起呼吸暂停症。肥胖也是引起睡眠呼吸暂停综合征的重要原因之一。

在变肥胖的情况下，咽喉周围、脖子以及胸部的脂肪细胞都会增多，影响空气流通的障碍就会增加。有些宝宝们非常不舒服，因为他们同时具有多种病发原因。

前面提到的智秀，是因为患有腺样体肥大症。腺样体是免疫器官，位于鼻子后侧深处。扁桃体把通过嘴进入的细菌和病毒信息传达给身体的免疫系统。同样，腺样体位于悬雍垂（俗称“小舌”，是人体口腔器官，悬挂于软腭正中间的末端）两侧，它把通过鼻子进入的细菌和病毒信息传达给身体的免疫系统。因为自身存在的理由，扁桃体和腺样体被病毒或细菌感染的可能性非常高，如果反复被感染，它们就会变得非常大。

变大的腺样体阻碍通过鼻子进入的空气。人们进入深度睡眠的时候，肌肉完全松弛，呼吸道变得狭窄，空气流通就会更加困难。打呼噜就是空气通过狭窄的呼吸道时产生的。

¤ 腺样体肥大，应该怎么办？

因腺样体肥大引起的睡眠呼吸暂停综合征，可以通过腺样体切除手术使80%以上的症状好转。有人担心全身麻醉伴有危险，或是担心腺样体本来是身体的一部分，切除后是否真的没关系。扁桃体和腺样体切除手术已经在韩国发展数十年，不是危险性大的手术。随着手术技术的提高，可以进行手术的年龄逐渐变小。考虑到因腺样体肥大而引起的各种并发症时，对腺样体肥大置之不理的危险性，远大于手术的危险性。

我劝过患者做腺样体切除手术，曾经为此犹豫不决的人中，有人来找我，对我说了这样的话："手术后，我们全家的人生都发生了变化。感谢您劝导犹豫中的我们。"

切除扁桃体和腺样体有很多好处。第一，加快成长。因为病痛少了，晚上可以睡得香。所以，之前一直没有长大的宝宝，突然一下子就长大了。第二，可以进入深度睡眠，有很多宝宝因此注意力变得集中，成绩也提高了。第三，宝宝睡得好，全家都可以整夜睡得好。

我们家宝宝有梦游症和夜惊症

3岁的熙灿一般在晚上9点左右睡觉。本以为已经睡熟，却在晚上11点左右突然醒来，像见到可怕的鬼神一样，拼命哭喊。即使妈妈想抱他，他也会用脚踢，推开妈妈，拼命地大喊，过了30分钟左右，再次入睡。

一开始，熙灿妈妈以为熙灿可能是做了噩梦，就没有在意。可是，已经1个月了，一周醒来一两次，大喊大叫，不知道是不是在儿童之家发生了什么不好的事情，还是大脑出现了什么问题，熙灿妈妈非常担心。吃早饭的时候，熙灿妈妈问他昨天做了什么梦，可熙灿好像完全忘记了他大喊大叫的事情。

看起来明明已经睡熟了，可既不是睡着的，也不是醒着的状态。我们把这种状态叫做“部分唤醒”。

在部分唤醒状态下，有些问题不用担心，看着就可以了，有些问题却让妈妈特别担心。大家周围常见的梦游症和夜惊症，就是在这种部分唤醒的状态下产生的问题。

出现梦游症或夜惊症的症状时，宝宝会像醒着的时候一样说话，言语间透露着智慧，活动也完全没有异常。看起来就像完全醒了一样。但是，此时，他无法认出身边的人，第二天醒来后完全记不起来前一天晚上发生的事情。很明显，那就是睡眠状态下发生的事情。

¤ 意识不清的唤醒（Confusional arousal①）

本来睡得很好的宝宝突然哭起来，大声喊叫，睁着眼睛看起来非常兴奋。有时候，看起来似睡非睡的。我们把这种现象叫做意识不清的唤醒。即使妈妈想抱他，他也会推开妈妈，完全不像在找妈妈。哭了30分钟左右，宝宝再次进入深度睡眠。意识不清的唤醒是比较常见的症状，主要出现在未满3岁的宝宝身上。

¤ 梦游症

如果记得阿尔卑斯的少女海蒂，就可以轻松了解梦游症。梦游症常见

① 通常是从深度睡眠期觉醒过来并无法完全恢复意识，而导致意识混乱，半梦半醒，讲了一些颠三倒四的话或做了一些莫名其妙的行为，而这些行为通常有躁动的现象，隔天早上醒来，对昨晚发生的事毫不知情，尽管事件的发生持续数分钟或数小时。

于4～8岁。大部分宝宝在房间里徘徊一会儿后，就会回去睡觉，可是有些宝宝会走出家门。因此，需要特别注意。如果对出现梦游症症状的宝宝提问，他们会说出让人难以听清的答案。有时候还会去找零食吃。此时的宝宝们虽然睁着眼睛，却没有焦点。

¤ 夜惊症

部分唤醒问题中最严重的就是夜惊症。宝宝就像处在极度恐怖的情况下，瞳仁放大，气喘吁吁，汗如雨下，不知所措，甚至像被人追赶一样，在房间里到处跑。有的宝宝自残，也有的宝宝会咬过来安慰自己的妈妈。

但是，宝宝们不仅不知道自己在做什么，第二天起床后，就会完全忘记自己前一天晚上做过什么。因此，夜惊症不仅让宝宝一个人难受，照顾宝宝的父母也一样难受。

¤ 夜惊症的特点

夜惊症的特点如下。

第一，夜惊症大多发生在入睡后1～4个小时，而梦游症发生在入睡后2～3个小时以后。因为发生的时间带差不多，所以，如果宝宝入睡后4个小时都没发生什么事，就可以认为那天晚上安然无事了。

第二，第二天早上完全不记得前一天晚上发生的事情。

第三，出现夜惊症的症状后，妈妈想过去安抚，却根本做不到。宝宝甚至无法认出身边的人。

第四，部分唤醒是在non-REM睡眠（不做梦的深度睡眠）中发生的，与REM睡眠（做梦的睡眠）中出现的噩梦不一样。噩梦主要发生在凌晨以后，因为在REM睡眠中肌肉完全松弛，所以，几乎不可能在噩梦中起来活动。做噩梦的宝宝，第二天仍然记得那个梦。

第五，绝对不是精神病。

第六，患有夜惊症的宝宝们中，大部分都有家族史。通过宝宝们的奶奶可以了解到，他们的爸爸、妈妈小的时候，也有同样的夜惊症。

¤原因和恶化原因

虽然不知道确切的原因，不过，常见于有家族史的宝宝。睡眠不足时，吃过安眠药时，生病时，不在家里，而在其他地方睡觉时，压力过大时，以及因腺样体肥大症等症状很难熟睡时，都会使情况恶化。

¤解决办法

当宝宝出现这种症状时，巧妙解决就可以战胜这个问题。

第一，好好整理房间，即使宝宝在似睡非睡的情况下走动也不会发生危险。部分唤醒时，宝宝们在某种程度上可以看到前面，因此，在不黑暗且熟悉的环境下不用担心宝宝会受伤。如果不在家里或者在黑暗的地方，宝宝可能会受伤，因此要仔细照看。一定要将刀具、暖炉等物品远离宝宝的房间。

和宝宝分开睡的情况下，为了知道宝宝是否从房间里走出来，请在宝宝的房门上挂一个铃铛，开门的时候发出声音，提醒自己。

第二，当宝宝处于部分唤醒中时不要刻意叫醒他。如果想叫醒他，反而会使症状持续的时间变长。试着诱导宝宝重新回到被窝里，如果宝宝反抗，最好让他继续处在部分觉醒的状态。如果宝宝没有反抗，可以温柔地抱着他，轻轻地拍。千万不要强行抱反抗中的宝宝。

第三，如果担心宝宝受伤，就把灯开亮，会使宝宝完全醒过来。因此，要用比较暗的照明设施，说话的声音也要放低。

第四，越疲劳，越容易恶化部分唤醒问题，所以要尽量提早哄宝宝睡觉。

第五，尽量在既定时间哄宝宝睡觉。

第六，第二天不要对宝宝讲前一天晚上发生的事情。因为宝宝不知道自己做过什么，妈妈的话只会令宝宝感到不安，问题就会变得更加严重。

第七，如果宝宝每天部分唤醒的时间差不多，妈妈可以看着表，在症状发生前30分钟故意把宝宝叫醒。症状发生前30分钟，宝宝可能会出现挠脑袋、咂嘴等固定的行为。

第八，如果问题过于频繁发生，或者担心宝宝受伤，全家因为这个问题无法睡觉的时候，建议和医生商量，用药物方法解决。

宝宝害怕一个人睡觉，经常做噩梦

西贤真的特别怕黑。虽然已经4岁了，可是，如果想哄他一个人睡觉，他就会又哭又叫，说自己的房间里有鬼。带着他一起睡几天后，再次让他回自己的房间里睡觉，他还是会反复之前的状态。西贤妈妈生气地问过，到底要到什么时候才能自己睡。被妈妈责备后，西贤不得不回到自己的房间，可他却哭得特别可怜。西贤妈妈心疼宝宝，没办法，只好陪他一起睡或把他带回自己的卧室。

¤ 害怕睡觉的地方

只要到了睡觉时间，有的宝宝就会害怕，以至无法入睡。也有宝宝哭着说自己的房间里有怪物。

根据宝宝们的年龄不同，他们恐惧夜晚的原因也稍有不同。满周岁前的宝宝认为，睡觉就是立刻和父母分开。也可能有过因声音大而受惊的经历，因而对睡觉的地方产生恐惧感。

去儿童之家或者幼儿园的宝宝们害怕的是黑暗本身，或者因为害怕动物和想象出来的怪物而无法入睡。还有可能处于与父母的分离不安阶段，所以无法入睡。如果宝宝上了小学以后，还是害怕一个人睡，那么，他可能在学校被人孤立或遭遇到校园暴力了。也有的宝宝因为老师的体罚或犯错，以及对家庭的担心而无法入睡。

对睡觉地方恐惧的原因是多种多样的，有很多事情单凭父母的力量无法解决。不过，只要父母不做出过度反应，坚持不懈地鼓励和支持，宝宝就可以克服这些问题。因此，父母不要过度不安。

父母想通过劝导消除宝宝的恐惧，那是绝对不可能做到的。比如说，如果宝宝说因为自己的房间里有怪物，而害怕得不敢睡觉，你想过这种情况吗？当然，房间里不可能有怪物。不过，从宝宝的发育状态上讲，无论妈妈怎么解释，宝宝都无法分清现实和自己心中编织的想象。大部分情况下，理论性的劝导不起任何作用，所以，需要寻找其他办法。

这些办法对害怕睡觉的地方的宝宝有帮助

- 让宝宝相信爸爸、妈妈会守护他，使他安心。
- 睡觉前1个小时，中止电视或暴力性电脑游戏等。
- 不要在睡觉前，让宝宝做过于兴奋的游戏。
- 宝宝睡觉前，禁止给他读恐怖故事，也不可以读恐怖童话书。给宝宝讲结局美好的童话，或者唱愉快的歌曲。

· 如果天黑后宝宝连小声音都害怕，那么，给他听平静的音乐可以帮助宝宝睡觉。

· 清理宝宝害怕的家具、图画、装饰品。

· 帮助宝宝自己找到解决办法。和宝宝一起读关于黑暗或睡觉的地方的恐怖童话书，让宝宝知道主人公宝宝是如何克服恐惧的，帮助他找到适合自己的办法。

· 妈妈也研究一下战胜恐惧的有趣、独特之法吧！比如，给宝宝"驱赶怪物的药"——就是在喷雾器里装上混有颜色的水。

· 当宝宝克服恐惧自己睡觉的那一天，一定要表扬他的勇敢，并给予适当奖励。

· 善于走钢丝。当宝宝说害怕一个人在房间里睡觉时，如果妈妈对他的话和行为做出反应，他就会利用这一点。如果无视说自己害怕的宝宝，宝宝就会认为妈妈是一个完全不值得信赖的人。因此，既不可以过于重视，也不可以无视。做父母非常难，像走钢丝一样。掌握宝宝是真的处于恐惧中，还是在测试妈妈，一定要定下界限。如果宝宝说衣柜里有怪物，那么，就打开衣柜和他一起确认。如果宝宝说怕黑，那么，请给他打开光线柔和的台灯。妈妈一定要避免为了安抚害怕怪物的宝宝，整夜抱着他。

¤ 做噩梦的情况下

现在还能想起来小时候做过的某个噩梦吗？我偶尔会想起从幼儿园回家却找不到路而大哭的梦。大部分人都做过一两次噩梦。虽然无法确定宝宝从几岁开始做梦，不过，满2岁以上的宝宝都做过噩梦。

噩梦的内容大多是与父母分别、丢了什么东西，或者深爱的父母发生了什么事情。

我们应该安抚、安慰因噩梦而起来哭泣的宝宝。不过，不要仔细询问梦的内容，或者硬要告诉宝宝那只是一个梦，这样做，反倒会让宝宝感到不安。宝宝还小，不知道自己身处梦中，还是已经回到现实中，他们为此感到混乱，妈妈要告诉他，现在梦醒了，可以放心了。

如果不想让宝宝做噩梦，请使用下列方法。

第一，绝对不可以在睡觉的地方讲恐怖故事，也不可以做恐怖游戏。

第二，晚饭时间，不要给宝宝吃阻碍深度睡眠或能量含量过高的食物。饮料、巧克力、火腿、香肠等都属于含有咖啡因的食物，维生素也会提供活力。因此，晚上的时候要避开这些食物。

第三，如果宝宝近期的噩梦增多，那就要了解一下，家里和幼儿园是否有给宝宝造成压力的因素。

第四，经常对宝宝说，和爸爸、妈妈一起在家里很安全，无论发生什么事情都会保护他。

第五，用心哄宝宝睡觉。如果睡眠不足，REM睡眠（做梦的睡眠）会比non-REM睡眠（深度睡眠）先减少。REM睡眠减少后，第二天它会为了得到补偿促使这部分变长。如果REM睡眠时间增加，宝宝们做噩梦的可能性就会变大。

第六，宝宝到了可以理解梦和现实的年纪时，可以让他在画纸上画出梦里出现的怪物或可怕的东西。把那些可怕的东西画出来后，将画纸揉成一团，扔进垃圾桶，这样做，宝宝就会感到安心了。如果在宝宝的梦里出现了可怕的场面，就告诉他，那个场面和可怕的电视节目一样，赶紧换频道就可以了。这些话对成年人来说是可笑的，但对宝宝们来说，都是非常有效的。

第七，宝宝从噩梦中醒来，还处在恐怖之中，为了安慰他，可以暂时待在他的身边。如果宝宝看起来极度恐惧，就在宝宝身边多待一会儿。如果宝宝看起来没那么害怕，不要在他身边待得太久，也不要允许他在妈妈的床上睡觉。如果这样做，会使宝宝认为自己发生了很大的事情，反而产生错觉。

睡觉时磨牙，经常翻身

¤磨牙严重的时候

长出上、下门牙后，有些宝宝开始磨牙。磨牙大概发生在深度睡眠的第二阶段，因此，宝宝没睡多久就会磨牙。

如果宝宝磨牙，父母们最担心的是宝宝的牙齿和下颌骨是否会出问题。如果是成年人，过度磨牙会引起牙齿问题，而宝宝们基本不存在牙齿损伤的危险，因此不用太担心。

如果磨牙让你心烦，宝宝磨牙的时候，你可以侧身躺着。

¤睡觉时，经常翻身

有很多宝宝睡觉前打滚儿或者用头碰墙。父母担心宝宝的脑袋受伤，非常头疼。不过，并不是父母担心的那样，虽然脑袋碰到墙发出的声音听起来很大，实际上根本达不到可以伤害到宝宝的程度。几乎没有因为这个睡觉习惯而使脑袋受伤的事情发生。因此，只要不是发育障碍或自闭，就没有必要担心。

妈妈关心宝宝的习惯，如果妈妈变得不安，宝宝的行为就可能更加严重，因此，一定要小心，不要让宝宝发现妈妈的不安。

现在，最应该关心的是宝宝翻身时发出的声音，是否会影响到其他家人的睡眠。

到了晚上就哭着说腿疼，睡觉时不断移动下肢

¤ 不安腿综合征（restless leg syndrome）

不安腿综合征常见于成年人，对于宝宝来说非常少见。有些宝宝有时候哭诉自己的腿不舒服，难以入睡。

患有不安腿综合征的人想躺着睡觉时，腿部会出现难以表达的不适感。有人说是有虫子在腿上爬的感觉，也有人说像被轻轻刺痛一样，还有人说是痒的感觉。走路或者做伸展运动可以使这种症状消失。如果长时间坐着，就会出现症状，很可能被其他人误会自己在装病。

如果患有不安腿综合征，晚上就很难入睡。因此，出现这种症状的宝宝，白天的时候自然会犯困。目前，这种病症的原因还不明确，也有讨论说是因为缺铁性贫血，或者缺少维生素引起的。因为不知道原因，也就没有切实的治疗方法。不过，有几种药物对此症状有所帮助，情况严重时请

找医生询问。

¤ 睡眠时，周期性移动下肢

患有不安腿综合征的人可能出现多种症状，也有可能只出现一种症状。这种疾病常见于成年人，对于宝宝们而言非常鲜见。

睡觉过程中，有人以30秒为间隔，反复移动下肢。有些人像痉挛一样迅速踢腿，然后回归原位。有些人慢慢地弯起脚，又慢慢地展开，反复这个动作。症状一旦开始，就会持续几分钟到几个小时，而患者本人却感觉不到自己在移动。因为反复移动，所以很难进入深度睡眠。有这种症状的人白天非常疲劳。

像不安腿综合征这种症状，无法知道确切原因，只是茫然猜测是否是因为缺铁性贫血或某种慢性疾病引起的。含有咖啡因的食物或饮料会妨碍深度睡眠，恶化不安腿综合征或睡眠周期性肢体运动（periodic limb movement in sleep）。

不安腿综合征和睡眠周期性肢体运动都会令人错过安稳入睡的时间，保持长时间清醒状态。因此，要尽量比正常时间提早哄宝宝睡觉，这样做才能减轻症状。

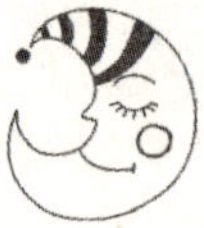

因为生长痛，宝宝每晚都睡不好

京秀3岁了，每周有两三次到了睡觉时间，哭着说腿疼，无法睡觉。疼痛的部位有时是大腿内侧，有时是膝盖，有时是小腿。妈妈给他按摩了很长时间，他才渐渐入睡。有时候，他睡着睡着就醒了，哭着让妈妈给他按摩腿部。

儿童之家郊游回来的那天，他疼得受不了，给他吃了止疼药，他才可以入睡。带他去过外科，也照过放射线片，但都没有发现异常。幼儿青少年科认为，可能是生长痛。虽然每个人都有生长痛，但是像京秀那样疼的情况，真的可以不予理会吗？

像京秀一样，白天生龙活虎，晚上就说腿疼，并且不是每天都疼，找不到发肿或特别疼痛的部位，拍照也没发现什么异常情况，如果这种症状

持续3个月以上，我们常常把它叫做生长痛。

听到生长痛，大家会推测，它应该是宝宝们因为长个子，骨头拉长引起的疼痛吧。不过，据最近生长痛的研究结果显示，生长痛其实可以说是一种因肌肉收缩而产生的肌肉痛。

任何人勉强运动后，腿部都会感到疲劳和疼痛。而日常生活中，腿部不会感到疼痛。假如宝宝在日常生活中移动后，经常哭诉自己的腿疼，那么，认为是生长痛而无视它，不予理会之前，应该先考虑下列可能性。

如果是平足，即使是日常活动，也会给脚脖和腿部肌肉带去负担。因此，脚脖、膝盖、大腿、小腿等都会感到疼痛。如果是X型腿或O型腿，膝盖周围会经常感到疼痛。如果小腿肌肉生来就比别人坚实，小腿或脚脖后侧就会感到隐隐作痛。

仔细观察京秀走路的样子，可以发现，他的脚脖倾向内侧。京秀因为平足，比其他人的生长痛更严重。幸好，京秀的平足程度并不严重，野外活动时，穿后跟坚硬的运动鞋，就可以使情况大幅好转。如果单凭坚硬的运动鞋无法改善情况，就需要采取其他的措施，不过事先一定要和医生商议。

第9章

父母也要睡得好

有没有产后抑郁症

第一个宝宝出生后，我经历了产后抑郁症。宝宝的未来完全取决于我，这使我产生责任感和负担感。即使照顾宝宝，也要承担和男医生完全一样的工作，不安和紧张填满了我的内心。带着满心忧郁和不安望着宝宝，漂亮和可爱的想法完全消失了，只剩下悲伤。现在，我也会偶尔想起整天哭泣把眼睛都哭肿的日子。

美国电影演员波姬·小丝的产后忧郁症非常严重，甚至试图自杀。她说，生产后就开始的抑郁症逐渐严重，最后，她接受了药物帮助。

据说，生完宝宝的产妇中，有35%～80%的人都像我一样，生产后数日里有轻微抑郁症，如烦躁、悲伤、哭泣、不眠、不安等。一般情况下，几天后就会变好。如果这种抑郁症状从生产后2～3个月开始，持续2个星期以上，那么，我们就可以把它叫做产后抑郁症。

产后抑郁症的病因是生产后，女性激素急剧变化，阻碍了与心情有关的神经传达物质的活动。有过抑郁症或月经前不愉快情绪障碍的人，以及怀孕过程中抑郁的人，出现产后抑郁症的可能性更高。社会心理压力越大，发病的可能性就越大。

当然，如果家人们做好精神支持，患抑郁症的可能性就会大幅度减小。幸好，韩国人认为产后调理很重要，产妇会受到尽心尽力的照顾。因此，相比其他国家，韩国的抑郁症发病率比较低。

不过，遗憾的是，约0.1%的产妇生产3周内，会出现妄想或幻觉、躁郁症、抑郁症、混合型情绪障碍等精神障碍。

产后抑郁症一般在3个月内好转，不过，之前得过抑郁症或病情严重的人，病情将会持续更久。一半左右产后抑郁症患者都有病情复发的可能性，因此，生第二个宝宝的时候需要家人特别关心。

是不是生完宝宝后突然变得易怒，并且完全没有照顾宝宝的心情？不要有负罪感。不是大家没有做妈妈的资格，而是因为你患有产后抑郁症。

患产后抑郁症的产妇无法好好照顾宝宝。如果配偶无法理解产妇的抑郁症，既不照顾宝宝，也不照顾家里，只是躺着抱怨，那么夫妻间的矛盾就会加大。

产后抑郁症是需要早期发现并进行治疗的疾病。只要治疗，就会好转。如果不进行治疗，约20%的产后抑郁症会慢性化。长期抑郁不仅会让妈妈自身感到疲惫，也会深深影响新生儿的情绪、认知以及行为的发育。妈妈的产后抑郁症对宝宝的负面影响一直会持续到宝宝4岁。妈妈健康，宝宝才能健康成长，包括丈夫在内的其他家人也才会健康。

诊断产后抑郁症的简单测试

1.眼泪变多。

2.厌烦一切，总是感到无力。

3.神经过度敏感。

4.过早担心自己和宝宝的健康。

5.无法集中，精神散漫。

6.时间观念不明确。

7.情绪突然变得非常差。

8.对未来陷入悲观。

9.性欲消失。

10.没有睡意，晚上经常熬夜。

11.完全不关心宝宝，突然讨厌宝宝。

12.似乎每个人都无视我。

13.对过去表示后悔。

14.即使是平时喜欢的食物，现在都不肯尝一下。

15.干预丈夫的每件事，或者故意挑起是非。

16突然心情变好，无法处理感情。

17.偶尔呼吸困难。

18.经常出尔反尔。

·4个以下：任何人都可能经历，所以，不需要担心。

·5~10个：不要过度烦恼，和朋友们唠叨唠叨，努力转换心情。

· 11～15个：和周围的大人们商量，或者多和丈夫在一起，努力转换心情。

· 16个以上：身心俱疲前需要找专家商谈。

也可以通过调查问卷了解。看下面的调查问卷，收到调查问卷后，选择与一周前的基本状态最接近的答案。

产后抑郁症调查问卷

※如果所有分数加起来超过10分，您很可能患有产后抑郁症。如果怀疑是产后抑郁症，不要忍着，一定要去医院接受治疗。

（上周）

1.我可以笑，可以发现有趣的事情。

a.经常（0分）

b.不经常（1分）

c.很少（2分）

d.完全不（3分）

2.我用愉快的心情期待各种事情。

a.像从前一样，经常那样。（0分）

b.比从前少（1分）

c.比从前少很多（2分）

d.完全和从前不一样（3分）

3.做错事的时候，大多认为是自己的错。

a.完全不（0分）

b.几乎不（1分）

c.偶尔（2分）

d.大部分（3分）

4.我总是在没有特定原因的情况下感到不安或担心。

a.完全不（0分）

b.几乎不（1分）

c.偶尔（2分）

d.经常（3分）

5.我在没有任何理由的情况下感到害怕和恐惧。

a.完全不（0分）

b.几乎不（1分）

c.偶尔（2分）

d.经常（3分）

6.很多事情让我感到压抑。

a.我可以像从前一样处理好（0分）

b.大部分可以处理好（1分）

c.偶尔可以像从前一样处理（2分）

d.大部分无法处理（3分）

7.我非常不幸，无法入睡。

a.完全不（0分）

b.几乎不（1分）

c.偶尔会（2分）

d.经常会（3分）

8.我感到悲伤，或者悲惨。

a.完全不（0分）

b.几乎不（1分）

c.偶尔（2分）

d.经常（3分）

9.我觉得非常不幸，泪如雨下。

a.完全不（0分）

b.偶尔（1分）

c.经常（2分）

d.大部分时间都是哭着过的（3分）

10我有想伤害自己的想法。

a.完全没有（0分）

b.几乎没有（1分）

c.偶尔有（2分）

d.经常有（3分）

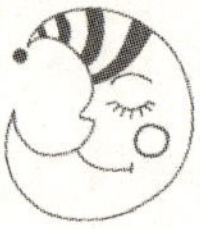

妈妈睡不好也没关系吗

大家的睡眠充足吗？看着下面的测试，仔细地想一想。

一周睡意测试

※本测试用于询问近1个月内，白天的时候你有多少睡意。虽然有些主观，但是，请选择与自己最符合的分数，把它们加起来。

（0—完全不困，1—有一点儿困，2—相当困，3—超级困）

1.坐着看书时（0123）

2.看电视时（0123）

3.在公共场所，无事可做时（0123）

4.坐在车里，移动1个小时以上时（0123）

5.周末下午，一个人休息时（0123）

6.坐着与对方聊天时（0123）

7.午餐后，安静地坐着时（没有喝酒）（0123）

8.驾驶中，等待信号灯时（0123）

※如果总分在13分以上，就是需要解决的重大睡眠问题。

※参考：取自《睡眠改变人生》，韩振奎著

就像前面说过的，俄国切尔诺贝利核电站事件、美国挑战者号航天飞机爆炸事件、轮船“埃克森·瓦尔迪兹”号油轮漏油事件等，这些事件都与操作机械的人打盹有关。根据英国医学协会的发表，在持续17个小时以上不睡觉的状态下行驶，血液中的酒精浓度相当于0.05%，与酒后驾驶差不多。

成年人在睡眠不足的情况下会出现什么症状呢？开始的时候对刺激的反应时间变长，接着，记忆力逐渐下降，情绪消沉。如果形成慢性睡眠不足，则可能会陷入夜间幻觉症。

慢性睡眠不足会使情绪极度忧郁，因此，睡眠不足是引发忧郁症的重要原因。

睡眠不仅对宝宝们的身心健康有影响，对父母们的身心健康也有极其重大的影响。父母的不健康睡眠甚至会伤害到宝宝的心理。

身体和心理都健康的人，才能轻松成为更好的父母。如果想成为好父母，就要先睡得好。

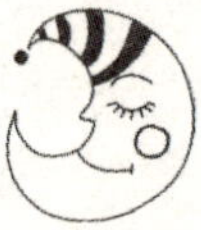

努力睡个好觉吧

真英小姐的宝宝1个多月时因患有脑膜炎入院2周多。出院后依然总是哭闹，需要经常抱着，3个多月来一直黑白颠倒。对真英小姐来说，不要说什么调养，直到宝宝百天为止，除了打盹儿外，几乎没有睡过一个完整觉。

现在，宝宝7个多月了，终于可以一觉睡到天亮。可是，到底是怎么了呢？真英小姐那么迫切希望好好睡一觉，可到了晚上却怎么也睡不着。即使睡意来袭，只要想睡觉，睡意就会逃跑。真英小姐仍然摆脱不了睡眠不足。

只是睡眠不足吗？真英小姐对万事厌烦的时间越来越多。只要宝宝哭闹，她就会有些神经质，甚至不想抱宝宝。有一天，真英小姐自己都不知道，为什么对宝宝大喊。看着惊讶到以至于不敢哭泣的宝宝，真英小姐呜呜地哭了。

所有人都想睡好，以最佳状态度过一整天。可是，有宝宝的父母，无法随心所欲地调整自己的睡眠。这也是养育宝宝的困难原因之一。

虽然宝宝们在新生儿时期，睡觉习惯比较难对付，但过了四五个月后，就会逐渐睡得好。然而，妈妈的睡眠习惯被宝宝破坏了，很难恢复到正常状态。因此，如果想恢复被破坏的睡眠习惯，就要记住下面几种方法，并努力付诸实践。

第一，如果想做完所有事情，就没有充足的睡眠时间，所以，一定要划分优先顺序。如果排在顺序后面的事情会引起睡眠时间不足，就要果断地推迟。记住，你不是女超人。

第二，睡眠习惯恢复前，请求一切可能得到的帮助。必要时，在外部获取适当帮助。

第三，即使短暂，也要睡午觉。欧洲的某些国家为了做事效率和人们的健康，规定义务午睡时间。虽然午睡对韩国人来说比较难，但最好还是睡10分钟。宝宝睡觉的时候，和他一起睡。午觉给生活带来的活力，比想象的还要多。当然，如果午觉时间过长，就会阻碍夜间睡眠，因此，午觉时间不宜过长。

第四，尽可能保持吃饭时间、就寝时间、起床时间等每日事项具有规律性，周末时，也要努力保持不变。规律的日常事项，可以有效调节睡眠周期的生物钟。

第五，和宝宝们一样，早上起床看见明亮的阳光，晚上感受黑暗，这是调节睡眠激素的核心。早上，让双眼尽情感受阳光。如果难以见到阳光，就把整个房间弄得非常明亮。相反，到了晚上，就要确保身体感受到黑暗。如果到了深夜，家里还开着灯，会导致大家难以入睡。因此，晚饭过后，一定要调暗灯光。

第六，一定要保持穿睡衣睡觉的习惯。积极的睡眠联想对成年人的睡眠也很重要。舒适的睡衣有强力的睡眠联想效果，同时，衣服给予的舒适感和柔软触感有助于深度睡眠。

第七，下午，一定要做适量运动。只有适量运动，到了晚上，肌肉才会松弛。但是，入睡4个小时前最好避免运动。运动时间晚，反而使人到了深夜仍然清醒。

第八，因为睡觉前需要舒缓全身，所以，晚上的时候，避免一切让人兴奋的事情。一旦大脑进入兴奋状态，就需要花费很长时间才能使它恢复平静。

不要在饿肚子的状态下入睡，因为到了深夜可能会被饿醒。从下午开始，避免咖啡等含咖啡因的饮料。有人认为，酒可以让人从失眠中解脱出来，虽然不知道酒是否有助于人们轻松入睡，但是，它肯定会妨碍深度睡眠。因此，一定要避免。

第十，营造安静、舒适的卧室环境。躺在床上不要担心睡不着，安心即可。另外，不要在床上做其他事情，帮助大脑认为床只是睡觉的地方。

第十一，大家的配偶是否有打呼噜、磨牙的习惯，或者喜欢把腿放在你的肚子上呢？如果配偶的睡眠习惯妨碍到大家的睡眠，那么，重新建立睡眠习惯前，最好分开睡。

第十二，你在服用药物吗？一定要考虑，吃完那种药后，是否会导致难以入睡。如果是，请找医生商议。

第十三，是否因为打呼噜、喘不过气而醒过？到了晚上，是否因为腿部不舒服而难以入睡？睡眠呼吸暂停综合征或不安腿综合征妨碍深度睡眠，因此，一定要上医院检查诊治。

健康睡眠十法

1.保持规律性起床和就寝模式。

2.避免在睡前吃东西或喝东西。

3.避免吮含有咖啡因的食物以及尼古丁，因为它们使大脑觉醒。

4.白天的时候，在阳光下运动30分钟以上。

5.保持室内空气清新，保持手脚干净。

6.午觉时间是15分钟左右。

7.睡觉时，请关掉电视。

8.卧室只是让人舒适睡觉的空间。

9.睡觉前，释放压力和紧张情绪。

10.不要强迫睡眠。